中医临床
常见症状术语规范
（修订）

主编　黎敬波　马　力
编委　黎敬波　马　力
　　　刘　叶　郭雨驰
　　　李科威　叶　舟
主审　张伯礼　朱文锋

中国医药科技出版社

内容提要

本书整理收录症术语2069条，涵盖了内、外、妇、儿、五官、皮肤、骨伤等科症状、体征，以自觉症状、舌脉、言语、声音、气味、二便、排泄物、男女生殖症状、形体(头面、五官、颈项、肩背、腰、胸腹、四肢等)分类。为方便查找，在书末附有词条检索。可对临床医师合理、准确使用症状术语提供帮助，同时也可供中医科学研究和学生学习参考。

图书在版编目(CIP)数据

中医临床常见症状术语规范／黎敬波，马力主编. —修订本. —北京：中国医药科技出版社，2015.4

ISBN 978-7-5067-7273-0

Ⅰ.①中… Ⅱ.①黎… ②马… Ⅲ.①常见病—症状—中医学—名词术语 Ⅳ.①R24-61

中国版本图书馆CIP数据核字(2015)第016979号

美术编辑 陈君杞
版式设计 郭小平

出版 中国医药科技出版社
地址 北京市海淀区文慧园北路甲22号
邮编 100082
电话 发行：010-62227427 邮购：010-62236938
网址 www.cmstp.com
规格 958×650mm 1/16
印张 21 1/4
字数 229千字
版次 2015年4月第1版
印次 2015年4月第1次印刷
印刷 三河市腾飞印务有限公司
经销 全国各地新华书店
书号 ISBN 978-7-5067-7273-0
定价 38.00元

xu 序

症状是中医辨证论治的依据，是中医通过四诊收集的基本资料，症状的有机组合构成证候，证候是治疗用药的根据。因此，症状是中医临证诊断思维和治疗实践中不可缺少的疾病信息，症状术语是中医诊断学探讨和研究的主要内容之一。在中医治病过程中，要提高临床诊断效率，保障治疗水平的发挥，就必须从全面收集和准确分析症状入手，所以，临床医生应该对常见症状有合理的理解和掌握。

《中医临床常见症状术语规范》一书集作者十几年的研究经验，结合临床体会，资料来源可靠，内容充实，具有实用性和规范意义，可以弥补国标《中医临床诊疗术语》无“症”术语的不足。应该在中医临床推广使用。

广州中医药大学终身教授 **邓铁涛**

PREFACE 前言

症状是中医诊断的基本要素，症状规范是建立中医诊断共同语言的重要基础之一。中医诊断与西医不同，它需要从四诊(望、闻、问、切)资料中提取判断疾病或证候的信息，这些四诊资料信息，中医简称之为“症”，即症状。获取症是为辨证、诊病，症包括自觉症状和体征两部分。

中医诊断规范应该包括诊断理论和方法的规范，理论规范包括病、证、症理论和辨证、诊病的理论，方法的规范包括四诊、辨证方法、诊病方法及辨识症状的方法等。自中医诊断规范化研究以来，取得一些成果，也建立了相关的行业和国家标准，如《中华人民共和国中医药行业标准》(ZY/T001 -94)，它包括中医内科病证诊断疗效标准、中医外科病证诊断疗效标准、中医妇科病证诊断疗效标准、中医儿科病证诊断疗效标准、中医眼科病证诊断疗效标准、中医耳鼻喉科病证诊断疗效标准、中医肛肠科病证诊断疗效标准、中医皮肤科病证诊断疗效标准和中医骨伤科病证诊断疗效标准(ZY/001.1 ~9 -94)，以及《中华人民共和国国家标准·中医病证分类与代码》(GB/T15657 -1995)、《中华人民共和国国家标准·中医临床诊疗术语》(GB/T16751.1 ~3 -1997)等，这些标准都涉及“症”的表述与辨识。

症规范的目的是为了规范中医诊断的通行语言，因此，它必须做到各领域、各地方、各组织，甚至每个中医工作者对症理解与表述的最大可通约性，该书的编辑出版就是为了实现这个目的和愿望。

中国的语言文字丰富多彩，各地有方言，有不同的语言习惯，中医文献、典籍也因年代、地域差异或作者的语言文字习惯不同而表述不一。因此，在中医症状的表述与理解上都存在不统一的情况，加之对中医症状本身含义的研究不够，常导致某些症状术语混用或误用，或运用范围不当等。如在中医问诊中询问饮食，患者自述饮食不多，食欲欠佳，则有可能被表述为“纳呆”、“纳少”、“纳差”、“食欲不振”、“不欲饮食”、“不思饮食”、“纳谷不馨（香）”等，即一义多词或混淆使用。再如有病历记载“眠差”，则在患者的表现可能有的是失眠，难以入睡，有的则可以入睡但易醒、易惊，有的是梦多，噩梦纷纭，有的则早醒等，是一词多义或笼统表述。如何分辨这些表述的不同或相同含义，进行必要的规范是临床沟通面临的迫切需要，也是中医理论继承和中医知识、经验准确继承与传播的需要。

那么症状的规范应该如何进行呢？首先应该使症状名表述清楚，避免歧义，尽量用规范统一的语言表述。其次，应该分解那些含义宽泛或表述不清的症状术语，归并那些同义词。第三，应该满足中医症状鉴别诊断的需要，以及辨证、诊断疾病的需要。规范的一个原则是通俗，即能为大家广泛理解和接受，在规范中需要有症状解释的规则，症状分化分解与归并的原则，疑似症状鉴别的依据，以及建立症状分级与分层次的条件等。当然，下一步还要研究其外文翻译的需要。

当今，中医热正在全世界掀起。中医药理论被世界理解和认识，需要更多的规范和标准，中医药是中国文化之瑰宝，也是中国医学科学的特色，中医的国际化和现代化都需要对中医理论的精髓不断继承，然后结合现代社会的需要，不断创新。症状术语的规范表述也应该适应现代需要，如随着医疗行为的不断规范，以及中医药法制的完善，电子病案开始逐步推广，病历规范的要求越来越高，这些都需要有规范、标准的症状术语做支撑。

症状术语是中医临床活动的基本语言，也是学习、研究中医需要掌握的基本概念和知识。《中医临床常见症状术语规范》的出版是面向中医临床规范，面向中医理论的学习与继承，面向中医药对外开放与交流。目前中医临床所使用的症状术语多因地域差异，或语言习惯，或所接受教育的不同，而出现异名繁多，或一词多意，同名异义，或异名同义等不规范、不统一的现象。由于症状术语使用的不规范，常常导致治疗经验交流困难，以及在辨证论治过程中，由于对症状术语的理解不同，而出现辨证的偏差或错误。为此，作者在收集大量文献及查阅临床病案的基础上，逐步整理完成常见症状术语二千多条，在充分考查其准确含义及使用习惯的前提下，对术语进行解释和规范，编成该书。该书涉及的证候及病名，尽量使用国标《中医临床诊疗术语》名词，对临床医师合理、准确使用症状术语提供帮助，同时也可以作为中医科学研究和学生学习参考。

症状术语规范的研究和中医诊断其他方面的研究一样，它需要在实践中不断发展完善，即从实践来，回到实践，再上升为理论的过程。相信通过大家的重视，在实践中提出发展完善的意见，则症状术语的规范将促进中医药的健康快速发展。

编　者

2014 年 5 月

凡例

症术语的编写采取“名词——含义解释——临床意义参考——常用异名”的形式，在含义解释中包括了必要的症状鉴别；临床意义参考涉及证和病，尽量以证为主，有明确或明显证或病倾向的都出证或病，但其中某些证只为临床参考，未必有特异性对应关系。如：恶寒，解释为怕冷，取暖不得解。即病人时时觉冷，虽加衣履被，或近火取暖犹不能解其寒的症状，临床见于外感风寒表实证，仅提示最重要的证诊断依据。寒战，解释为恶寒的同时伴有振动、战栗，即表现为怕冷，且全身不自主地颤动的症状，临床见于邪正交争激烈，或外感风寒重证、疫疠表证、阳虚寒凝证、热毒内陷证、疟疾、疔疮走黄、疽毒内陷等病证，又称为寒颤、寒栗、振寒，临床参考中既有证，也有病。

无论是对自觉症状或体征的解释，临床意义及异名的收录与表述，都可以为临床工作者提供诊疗参考。

该书症状可以作为电子病案的选项，也可以对某些症状进行分级记录、统计。如恶寒可以根据患者感觉的程度不同，分为一至三(四)级；也可以用线段表示，由患者根据自己的感受划线表示自觉轻重程度。而体征部分必须由医生根据所学知识和经验作出判断。

全书整理收录症术语 2069 条，涵盖了内、外、妇、儿、五官、皮肤、骨伤等科症状、体征，以自觉症状、舌脉、言语、声音、气味、二便、排泄物、男女生殖症状、形体(头面、五官、颈项、肩背、腰、胸腹、四肢等)分类。为方便查找在书末附有词条检索。

再版说明

从《黄帝内经》成书至今，中医理论不断得到规范，中医的学术得到不断传承与发展，中医历经数千年发展而不衰，除了其注重实践，有确实的临床疗效外，还有一个重要条件，就是理论的不断规范。中医诊断规范是中医临床的基础，中医诊疗术语是中医临床诊疗规范的依据，《中医临床诊疗术语》(中华人民共和国国家标准，GB/T16751.1～3－1997)出版已经16年，为中医临床诊疗工作规范发挥了积极作用。前书是对国标的重要补充，2005年12月出版至今，已近9年，书中存在的个别错漏一直困扰着我们，因此，在出版社同意的前提下，对该书进行了系统修订、梳理，以使该书更臻完善。

回顾编写《中医临床诊疗术语》(国际)至今已过去20多年，当年作为博士研究生，跟随导师朱文锋教授从事中医诊断规范化、标准化研究，1996年该书文本就已完成，但此部分内容未能进入国标，一直是老师和我们感到缺憾之事，老师抱憾离世之时仍挂念此事，因此，修订、完善是我们之事业使命。中医标准化任重道远，需要几代人的努力，能为此做点实际工作甚感欣慰。

目　录

第一章 自觉症状

一、寒、热、汗症状

（一）恶寒类

1. 恶寒

怕冷，取暖不得解。即病人时时觉冷，虽加衣履被，或近火取暖犹不能解其寒的症状。见于外感风寒表实证。

2. 微恶寒

恶寒的程度较轻。可见于多种表证，如风寒初起、新感风热等证。又称微恶风寒。

3. 背恶寒

仅感觉背部（背脊）局部恶寒。见于风寒羁于太阳经脉、或内伤脾胃虚寒、或寒饮停聚等证。

4. 寒战

恶寒的同时伴有肢体振动、战栗。即表现为怕冷，且全身不自主地颤动的症状。见于邪正交争激烈，或外感风寒重证、疫疠表证、阳虚寒凝证、热毒内陷证、疟疾、疔疮走黄、疽毒内陷等病证。又称为恶寒战栗、寒栗、战寒、振寒。

5. 恶风

病人自觉怕风，或遇风则怕冷战栗，避风则缓解。是风邪袭表，卫气失和的表现。见于太阳中风、外感风寒表虚证及肺卫气虚证等。

6. 畏寒（冷）

怕冷，但加衣被，近火取暖，可以缓解。见于阳虚证、寒积证、寒饮证等。

7. 腹部冷

自觉脘腹或小腹部寒冷，多伴有喜暖喜按。见于脾胃阳虚、肾阳虚或寒滞肝脉、冲任虚寒等证。

8. 下肢冷

自觉双下肢寒冷，可伴有喜暖。见于阳虚或经脉气血循行不畅（血痹）、热厥等证。

9. 四肢冷

自觉手足四肢寒冷。见于经脉气血循行不畅或阳虚证。

10. 四肢厥逆

四肢由手足冷至肘膝的症状。见于阳虚、阴盛阳微的少阴病证，或血脉不畅，阳气不达四肢，如阳脱、寒厥、热厥、蛔厥、痰厥等。又称肢厥、四肢厥冷。

11. 头恶风寒

自觉脑户寒冷，喜戴帽或以毛巾裹头，不胜风寒。多见于风寒束表证。

12. 背冷

自觉背部寒冷，欲得温暖。见于心阳虚、脾胃虚寒、寒饮停聚等证。

13. 腰冷

自觉腰部寒冷，溶溶如坐水中，或如束冰袋，欲得温按。见于肾阳虚衰、寒湿阻络等证。

14. 膝冷

自觉膝关节局部寒冷，可伴恶风寒。见于风寒湿邪痹阻关节证、鹤膝风等。

15. 关节冷

自觉四肢某个或某几个关节寒冷，可伴恶风寒。见于风寒湿邪痹阻关节证。

（二）发热类

16. 发热

体温超过正常，或自觉有热感。又称身热。见于热证、外感疾病，或阴虚、瘀阻、蕴毒等证。

17. 微热

发热不高，一般不超过38℃，或仅自觉发热。见于外感初期、轻证，温病后期，或阴虚、气郁、血瘀、气虚等证。

18. 长期低热

长期发热不止，热势不高（体温一般小于39℃）。见于气虚、阴虚、气滞血瘀等证。

19. 壮热

身体发热，热势壮盛，扪之灼手，或伴恶热烦渴，属高热，热势高，稽留热，体温持续于39℃以上。见于外感病邪正抗争、时疫瘟病、阳明病里实热证等。

20. 烦热

发热，体温高于39℃，伴烦躁；或仅自觉发热，体温不甚高，甚至正常，而伴心胸烦闷，烦躁不安（此种情况多称为心胸烦热，见该条）。见于热证、阴虚火旺证等。

21. 热势起伏

发热，热度时高时低，体温波动。见于湿热、湿温、痈疡、气郁等病证。

22. 弛张热

发热，一日内体温上升、下降波动在1℃以上，但降不到正常。见于热证邪正交争。

23. 潮热

发热盛衰起伏有定时，犹如潮汐一般。见于湿热证、阴虚证、阳明腑实证等。

24. 午后潮热

每于下午3～5点发热，见于阳明腑实证。又称日晡潮热、阳明潮热。

25. 身热夜甚

发热，热势以夜间为甚。见于热入营血、血瘀、阴虚等证。

26. 夜热早凉

夜间发热，晨起热退。见于温病后期，邪伏阴分，阴虚血亏或瘀血内郁等证。

27. 骨蒸发热

身热，发热如从骨中蒸蒸而出，或伴微汗出。见于阴虚火旺证。

28. 身热不扬

不甚发热（体温多未达高热，低于39℃），扪久才觉灼手。见于湿温、湿热证等。

29. 手足心热

两手心、足心发热，手、足心温度高于手、足背，或自觉手、足心热感。见于阴虚证或火热内郁证等。

30. 五心烦热

两手心、足心发热，且伴心胸烦热，体温不升高。见于阴虚火旺证。

31. 心胸烦热

自觉发热，伴心胸烦闷，烦躁不安。见于热结胸胁、阴虚、气郁、脏躁等病证。

32. 劳累发热

劳累后发热，或劳累后热势更盛。见于气虚证。

33. 头部热感

自觉头部发热。多见于阴虚证、热证。

34. 头面烘热

头面部阵发热感，热来时可伴有面红等。见于脏躁、阴虚证等。

35. （某局部）灼热

某局部皮肤发热，触之皮温较高。见于局部疮疡、疖肿等。

36. 背热

自觉背部发热。见于悬饮病、邪犯太阳经脉等。

37. 身热，初按热甚，久按热反减轻

发热，全身肌肤热，刚用手按时觉较热，但按久反觉热减。见于外感疾病发热。

38. 身热，初按未觉热，久按热反甚

发热，但刚用手按压患者肌肤时不觉很热，久按反而热甚。见于里热证。

39. 肌肤灼热

自觉全身或局部肌肤灼热感，或用手按压肌肤时感觉灼热。见于热毒炽盛等证。

40. 身热不甚

自觉身热，或体温偏高（轻、中度发热），但用手触摸肌肤，无论初按或久按均不觉太热。提示无明显热邪或热邪较轻。

（三）寒热间夹类

41. 乍寒乍热

寒热交错，时而恶寒，时而发热，寒热发作无规律。见于惊风、脏躁等。

42. 恶寒发热

恶寒与发热同时并作。为外感表证的主症，或见于痈疡溃脓等。

43. 恶寒重，发热轻

恶寒与发热同时并作，恶寒的程度较发热重。见于风寒表证。

44. 发热重，恶寒轻

发热与恶寒同时并作，发热的程度较恶寒重。见于风热犯肺或暑湿袭表等证。

45. 寒热往来

恶寒与发热交替发作，先有恶寒，甚或寒战，随即发热，汗出热退，反复发作。见于少阳病、疟疾、邪伏膜原证等。

46. 寒热往来有定时

恶寒与发热交替发作，先有恶寒，甚或寒战，随即发热，汗出热退，反复发作有定时。见于疟疾、邪伏膜原证。

47. 寒热往来无定时

恶寒与发热交替发作，先有恶寒，甚或寒战，随即发热，汗出热退，反复发作无定时。见于少阳病等。

48. 女性月经期，寒热往来

女性在月经前几天或月经来后，恶寒与发热交替发作，先感觉恶寒，随即发热。见于肝郁气滞，经行不畅。

49. 寒热往来，入暮尤剧

恶寒与发热交替发作，先有恶寒，甚或寒战，随即发热，但在傍晚后加重或明显。见于伤寒邪入少阳、疟疾寒证或邪气入阴分。

50. 振寒发热

先恶寒，寒战振栗，既而发热，寒战随热度增加而减轻，常发作无定时。见于肺痈、肝痈、痈疡等病。

（四）出汗类

51. 无汗

①汗出较平常少，加衣被、取暖或运动，都少出汗。见于外感寒邪所致的表寒实证。②汗出较通常人少，甚或无明显出汗，加衣被、取暖或运动时，因不能出汗而常感烦闷。见于硬皮病或皮肤汗腺损伤。

52. 少汗

不易出汗，或出汗很少。见于寒证、皮肤病变致毛窍不通及津液亏虚证等。又称汗少。

53. 有汗

有明显汗出，汗出较平常多，汗为心之液。见于外感风邪表虚证、外感风热表证，或里热炽盛证、阴虚证、阳虚证、气虚证等。

54. 微有汗出

自觉身体发热，体温或升高，或不升高，而轻微出汗（出汗较正常稍多）。见于外感风热表证、外感湿热等。又称微汗、少有汗出。

55. 微似汗出

身热，或服解表药后，感觉有出汗，但实际出汗并不多。多为外感病治疗后向愈的表现。

56. 汗出不彻

汗出不畅，欲出而不多，出后诸症仍不得解。多为湿温、湿热或外感病治疗不得法的表现。

57. 大汗淋漓

出汗多，大量出汗以致淋漓不断，头面汗珠如雨淋，衣服湿透。见于阳明经证、气脱、亡阳等。

58. 冷汗淋漓

大量汗出，淋漓不止，如珠如油，汗冷。见于病变危重阶段气、血、阴、阳绝脱，为阴阳离决的表现。又称绝汗。

59. 汗多

遇热或稍活动即汗出如雨。见于气虚、热证等。又称喜汗出、易汗出。

60. 自汗

人体在醒悟时，不因劳累、过暖或服用发散药物等因素，而自然汗出，或稍活动即汗出。见于气虚证、阳虚证、营卫不和证、风湿伤表证、阳明热盛证、暑伤气阴证等。

61. 盗汗

人体在入睡状态，不因过暖或服发散药物等因素而汗出，或伴有夜热，汗出不自知，醒来时汗即止。见于阴虚证。

62. 汗出偏沮

汗出部位仅局限在人体或左、或右、或上、或下半身，或以一侧出汗明显偏多为特点，而其他部位无明显出汗的症状。见于中风、风中经络等病证，或为中风先兆。

63. 但头汗出

汗出仅见于头部，或头颈部汗出较多，较明显。见于阳明热证、实热证等。又称头汗。

64. 手足心汗出

手心、足心多汗，易汗出的表现。见于阴虚证或手汗病等。又称手足心多汗。

65. 心胸汗出

胸部正中汗出较多。见于心气虚、心阳虚等证。又称心胸多汗。

66. 腋汗

两腋乃至胁下局部汗出津津的表现。见于中焦热证、腋臭等。又称腋汗多。

67. 汗出如油

汗多质黏，如油染衣，或有气味、颜色。见于热证、热盛伤津等。

68. 汗出如水

汗出量大，汗质清稀如水，无明显气味。见于气虚、阳虚或气脱、亡阳等。

69. 汗出黏手

热汗，汗汁黏稠，摸之黏手。见于阴脱证、实热证。

70. 汗质（液）清冷

汗液稀薄清冷，病人自觉有凉意。见于阳脱、气虚、阳虚等证。

71. 汗出如血

汗出红色如血，或色淡红、紫红染衣。见于血热证、热入营血等证。又称汗血、血汗。

72. 黄汗

汗出色黄染衣。见于湿热证、肝胆瘀滞证等。

73. 战汗

战栗，而后汗出，即先振栗而旋即汗出。见于外感病邪正交争、疟疾等。

二、疼痛症状

（一）疼痛部位类

1. 头痛

整个头部或头的前、后部位，或两侧或头顶部位的疼痛。见于外感病或痰浊、瘀血阻滞证或气血两虚证、肾虚髓亏证等。

2. 全头痛

整个头部疼痛。见于外感疾病、邪犯头颅或瘀滞脑络等病证。

3. 头顶痛

巅顶部头痛。为厥阴经头痛。见于阴虚阳亢证、肝阳挟痰证、中焦虚寒证等。又称巅顶头痛。

4. 偏头痛

头部一侧或两侧局部疼痛。为少阳经头痛。见于肝阳上亢证、瘀血犯头证、寒饮内停证、少阳经病证等。又称侧头痛。

5. 前额痛

头面前额部疼痛。为阳明经头痛。见于外感风寒证、风热窜攻证、阳明经病证。又称前额头痛。

6. 后头痛

头后枕部疼痛，痛及颈项部。为太阳经头痛。见于肝阳上亢证、风寒或寒湿外袭太阳经证。又称头项疼痛。

7. 眉棱骨痛

眼眶上部，眉棱骨部疼痛。属阳明经头痛。见于风热上乘、阳明经热或肝火上炎证、肝血虚证、风痰阻络证。

8. 太阳穴疼痛

一侧或两侧太阳穴部位疼痛。见于外感疾病、肝阳上亢等病证。

9. 三叉神经痛

头面疼痛沿三叉神经部位分布，多呈扯痛、跳痛，或有触电感。见于三叉神经痛疾病。

10. 目痛

眼内、目珠疼痛，或眼眶疼痛不适。见于眼疾病、风热犯目证（风热壅盛）或虚火上炎证、里实热证等。又称眼痛。

11. 目珠痛

目珠（眼珠）疼痛，或胀痛或扯痛。见于内眼疾病、肝阳上亢证、风热犯目或瘀血阻滞等证。又称眼珠（疼）痛。

12. 眼内疼痛

睑内侧及目珠表面疼痛。见于睑内结石、倒睫拳毛、迷目飞扬、电光伤目、热烫伤目等。

13. 目眶痛

目眶（眼眶）疼痛。见于劳损、外感病、眼病、三叉神经痛等。又称眼眶（疼）痛。

14. 眼睑痛

上、下眼睑疼痛。见于针眼、睑弦赤烂、迎风赤烂、风赤疮痍、胞肿如桃、椒疮、胞生痰核等。又称睑缘痛、上睑痛或下睑痛。

15. 目眦疼痛

目内眦或外眦疼痛。见于心火上炎证、眦帷赤烂等。

16. 耳痛

自觉耳内或耳廓疼痛，其病变部位可在耳廓，外耳道和鼓膜。见于火热结聚证、风湿热毒证、风热炽盛证、肝胆湿热证、肝胆火盛证，或耳疮、耳疖、耳后疽、急耳痹、慢耳痹、脓耳、耳根毒等。

17. 耳底痛

耳（窍）内疼痛。见于耳疮、黄耳伤寒、异物入耳、脓耳等。

又称耳窍（疼）痛、耳内（疼）痛。

18. 耳廓痛

耳廓局部疼痛。见于耳疮、断耳疮、旋耳疮、耳廓痰包等。又称耳廓疼痛、外耳疼痛。

19. 鼻痛

鼻准、前庭部疼痛。见于肺胃热盛证、风热壅肺证、鼻损伤、酒齇鼻、鼻疳（疮）、鼻窦痰包染毒等。

20. 牙痛

牙龈或齿根疼痛，通常遇冷、热、酸等食物时加重。见于风热犯齿证、外感风寒证、胃火燔龈证、虚火灼齿证、气虚齿动，或龋齿等牙根（牙髓）或牙龈疾病。又称牙齿痛、齿痛、牙疼。

21. 牙根痛

牙（齿）根疼痛。见于龋齿、风热犯齿证、虚火灼齿证等。

22. 牙龈痛

牙龈疼痛，常伴有牙龈红肿等。见于实火上炎证、虚热证、热毒壅盛证、风热犯表证、胃火燔齿证、风火犯齿证，或牙痈、牙咬痈、牙疳、牙宣等。

23. 咽喉痛

咽喉，或咽，或喉部位疼痛。见于外感风热证、风温证、阴虚证、气阴两虚证，或咽喉疾病，如咽痺等。

24. 口腔痛

唇、颌内口腔疼痛。见于肺胃火热证、阳明热盛证、阴虚火旺证、口腔溃疡、口疮病等。

25. 舌痛

舌体疼痛感。见于心火亢盛证、肺胃热盛证、阴虚火旺证，或舌岩病等。

26. 唇痛

口唇部疼痛。见于脾经积热证、心脾有热证、胃热证，或唇茧病等。

27. 颌面疼痛

颌面内或表面疼痛。见于阳明热盛证、胃火上攻证，或颌面损伤、三叉神经痛、龋齿病等。

28. 颈项强痛

颈项部连及背部筋脉肌肉强硬疼痛感。见于外感风寒证、外感风热证、风温证、风湿证、瘟毒证或金疮风毒、风中脏腑闭证等。又称头项强痛，无明显强硬感称为颈项痛。

29. 颈痛

脖颈疼痛感，或酸痛无力，或兼项痛，或兼瘰疬肿物等。见于颈痹、阴精亏虚证、气虚证、湿热证、风热证，或瘰疬等。以项痛为主，称颈项痛，或一侧痛，或两侧痛，见于风寒犯表证、风湿犯表证、津液亏损证，或金疮风毒等。

30. 身痛

全身（颈肩、背部、腰部、四肢等）均感疼痛。见于外感风寒证、风湿证、水湿停聚证、瘀阻脉络证、气血亏虚证等。又称全身痛、周身疼痛。

31. 肢体痛

四肢、躯干肌肉及关节疼痛。见于外感风寒证、风温证、风湿证、水湿停聚证，或历节病、痹病等。又称四肢痛。若为左或右，上或下肢，或局部关节、肌筋疼痛，应具体描述。

32. 背痛

脊背部肌肉经脉疼痛。见于脾胃虚寒证、胃热证、水饮停聚证、心脉痹阻证，或胸痹、悬饮等病。

33. 肩痛

肩臂肌肉关节疼痛。见于风湿阻络证、风寒湿痹证、瘀血阻络证，或肩痹、漏肩风等病。

34. 臂痛

手上臂或前臂肌肉、筋骨疼痛。见于风湿阻络证、风寒湿痹证等。又称手臂痛。

35. 腰痛

腰脊正中或两侧肌肉筋骨疼痛。见于寒湿困滞证、风湿阻络证、风寒湿痹证、瘀血阻络证、肾虚证等。

36. 腰脊痛

腰脊正中连及腰骶部疼痛。见于风湿痹证、血虚证、肾虚证、血瘀证等。

37. 腰痛连足

腰痛连及下肢甚至足跟，多呈牵扯痛或放射痛。见于风寒湿痹证、风湿证、湿热证，或偏痹、腰痹等。

38. 骨节痛

四肢关节疼痛。见于风寒湿痹证、热痹证、瘀血阻络证、血虚证、肾虚证，或骨痹等。又称关节疼痛。应具体描述全身关节或局部某关节痛。

39. 足跟痛

一侧（左或右）或双侧足跟部疼痛。见于气血亏虚证、肝肾阴虚证、风寒湿痹证、血瘀证等。

40. 胸痛

胸部正中或偏侧（左或右）疼痛。见于风湿阻络证、寒凝气滞证、瘀血阻络证、痰浊阻滞证、肝气郁结证、心气虚证等。

41. 左前胸痛

左前胸部疼痛。见于心脉痹阻证、气虚血瘀证等，胸痹病等。又称心前区疼痛、心痛。

42. 虚里疼痛

前胸正中至胸骨剑突下或偏左处疼痛。见于心脉痹阻证、气虚血瘀证、风湿阻络证等。

43. 乳房疼痛

胸部一侧或两侧乳房部位疼痛，或有明显的周期性。见于肝郁气滞证、痰气阻闭证，或乳痈、乳癖等。又称乳痛。逢经前或月经期乳房发胀疼痛，称经期乳痛，见于肝气郁结、气滞血瘀，或乳癖等。

44. 肋痛

肋骨或肋间疼痛。见于风湿阻络证、悬饮停聚证、饮停胸胁证，肋骨骨折等。又称肋骨痛。

45. 胁痛

胁及胁下的一侧或两侧疼痛。见于肝胆及其经脉病变，如肝胆湿热证、血瘀证、肝气郁结证、肝胆火炽证、肝阴虚证等。

46. 腹痛

包括大腹，小腹，少腹等部位的疼痛，或全腹疼痛。见于湿热证、寒湿证、寒凝证、血瘀证、热结证、气滞证、食积/虫积证、脾虚证等。

47. 胃脘痛

上腹部剑突下至胃脘疼痛。见于胃热证、胃寒证、脾胃虚弱证、胃中气滞证、食积证，或胃疡、胃络痛、胃癌等。又称胃痛、脘腹痛、心下痛。

48. 左上腹痛

上腹部左侧疼痛。多见于胃、胰腺或肠道病证，如脾胃虚弱证、瘀热壅滞证、胃肠气滞证等。

49. 右上腹痛

上腹部右侧疼痛。多为肝胆病证，见于肝胆湿热证、肝郁气滞证、瘟毒蕴积证、瘀血阻络证、蛔扰胆腑证，或胆石、胆胀、胆瘅、肝痈、肝热病、肝瘟、肝著、肝积、蛔厥等病。

50. 脐痛

脐部正中疼痛。见于蛔虫证、肾气虚寒证、肠结燥屎证等。又称脐内痛。

51. 脐腹痛

脐周围部位疼痛。见于蛔虫内扰证、脾虚证、寒凝积冷证、脾胃阳虚证、阳明热结证、肠胃气滞证、湿热蕴结证、伤食积滞证、外感寒湿证、肝郁气滞证等。又称脐腹疼痛、脐周痛。

52. 小腹痛

脐以下正中部位疼痛。见于膀胱湿热证、结石/瘀血阻滞膀胱证、肾虚寒凝证，或痛经、先兆流产、热淋等。

53. 少腹痛

下腹部两侧（偏左或偏右处）疼痛。见于寒滞肝脉证、肝气郁结证、肠道湿热证、太阳蓄血证、下焦湿热证等。

54. 阴茎疼痛

男性外生殖器疼痛，或伴尿短频急等。见于下焦湿热证、结石阻滞膀胱证、心移热小肠证等。又称阴器痛、茎中痛。

55. 阴囊疼痛

男性阴囊疼痛，或伴肿胀、灼热。见于寒滞肝脉证、肝郁气滞证、下焦湿热证，或疝病等。

56. 睾丸疼痛

男性睾丸单侧或双侧疼痛，或伴睾丸肿、硬、灼热等。见于寒滞肝脉证、肝郁气滞证、肝寒证、热毒蕴积证，或癞疝等。

57. 阴户痛

女性外生殖器疼痛。见于下焦湿热证、结石阻滞膀胱证、心移热小肠证等。又称阴器痛。

58. 肛门痛

肛门及其周围疼痛。见于热毒炽盛证、气滞血瘀证，或肛痈、锁肛痔、肛裂、肛漏等。

59. （某局部、器官）疼痛

身体某局部或某器官疼痛的症状，如皮肤疼痛、头皮痛、心绞痛、肾绞痛等。见于血瘀证、气滞证、寒凝证、热盛证，或某局部、器官病变。

（二）疼痛性质类

60. 冷痛

疼痛同时自觉发冷，或疼痛处有冷感，且多喜温热。见于寒证、寒邪阻络证、阳虚证等。

61. 灼（热）痛

疼痛伴有烧灼（热）感，或痛处发热，且多喜冷、喜凉。见于热证、火邪窜络证、阴虚火旺证等。

62. 胀痛

疼痛且胀满。见于气滞证，头胀痛见于肝阳上亢证、肝火上炎证等。

63. 刺痛

痛如针刺样，范围集中，多固定不移。见于血瘀证（瘀血阻络）。

64. 窜痛

痛处游走不定，或走窜攻痛。见于气滞证等。

65. 绞痛

疼痛剧烈如刀绞。见于有形实邪阻闭气机证、寒邪凝滞证等。

66. 痉挛痛

疼痛伴有肌肉痉挛、拘急。见于寒邪凝滞证、虚寒证、湿热证、瘀热证等。又称抽痛、拘挛痛、拘急痛。

67. 牵扯痛

抽掣牵扯而痛，由一处连及它处。见于有形实邪阻闭气机证、风湿阻络证、寒凝证、气滞证、风痰阻络证等。又称引痛、彻痛、牵掣痛。临床常见的有胸痛彻背、心痛彻背、胁肋痛引少腹、腹痛牵引阴股、腰痛牵扯大腿坐骨神经、心痛牵扯左肩及左臂内侧等。

68. 游走痛

肢体关节或胸腹部痛处游走不定。见于风湿痹阻证、行痹证或气滞证。该项多用于描述关节疼痛。

69. 酸痛

肌肉关节疼痛伴酸楚感。见于气虚证、气血两虚证、阴虚证、血虚证、湿热证等。

70. 重痛

疼痛并有沉重感。见于湿邪阻滞证、水饮病证、气虚证、血瘀证等。

71. 闷痛

疼痛伴有憋闷、闷胀感。见于气滞证、痰浊阻滞证、气滞血瘀证等。

72. 隐痛

痛不很剧烈，尚可忍耐，但绵绵不休。见于虚证，如阳虚证、气虚证、血虚证。或阴寒内盛，气机不伸证等。

73. 空痛

多见于头部或小腹部疼痛，伴空虚感。见于气血两虚证、肾虚髓亏证等。

74. 剧痛

疼痛剧烈，难以忍受。见于血瘀证或有形实邪阻滞气机。

75. 跳痛

局部疼痛并伴有跳动感或血管搏动感。见于热毒酿脓证、有形实邪阻滞气机等证。

76. 刀割样疼痛

疼痛剧烈如刀割，疼痛范围较刺痛大，有如剜、割、绞结之感，疼痛难忍。见于邪毒炽盛证、瘀热互结证、有形实邪阻滞气机等证。又称刀割痛。

77. 阵发痛

疼痛呈间歇性发作，或突然发作，阵阵加剧。见于肝郁气滞证、蛔虫证、石阻气机证或虚证等。又称阵发性疼痛。

78. 持续痛

疼痛持续时间较长，无明显间歇或缓解。见于血瘀证、实证等。

79. 痛处固定

有较明确的疼痛部位，疼痛部位固定不移。见于血瘀证、寒湿闭阻经脉证等。又称疼痛固定不移。

80. 痛无定处

疼痛部位游走不固定。见于气滞证、风证、风湿闭阻经脉证等。又称疼痛游走不定。

81. 疼痛喜温

疼痛伴有冷感（全身或局部），喜温暖，得温则痛可减轻。见于阳虚证、实寒证、寒邪阻络证等。

82. 疼痛喜凉

痛处有发热感，喜凉，得凉则痛可减轻。见于实热（火）证、虚热（火）证，如火邪串络证、湿热蕴结证、热毒炽盛证等。

83. 疼痛喜按

疼痛，或伴有空虚感，喜揉喜按，揉按可使疼痛减轻。见于虚证、气虚证、气血两虚证等。又称疼痛喜揉按。

84. 疼痛拒按

疼痛，或伴有胀满感，不欲揉按，揉按则使疼痛加剧。见于实证、血瘀证、气滞血瘀证等。

85. 活动疼痛减轻

关节肌肉疼痛，愿意运动，活动后疼痛可减轻。见于实证、气滞血瘀证、风寒湿邪痹阻经脉证等。

86. 活动疼痛加剧

关节肌肉疼痛，动则疼痛加剧，不愿运动。见于虚证，或血瘀证、热毒炽盛证、顽痹证等。

87. 饥饿疼痛

饥饿时感觉疼痛明显或加重，或进食后可缓解。多见于胃脘疼痛，脾胃虚弱证、气虚证等虚证疼痛。又称饥饿痛甚、饥饿时疼痛明显。

88. 得食痛减

胃脘或腹部疼痛，或有空虚感，或饥饿痛甚，进食后疼痛可减轻。见于虚证、脾胃气虚证、中气虚证等。又称食后痛减。

89. 得食痛增

胃脘或腹部疼痛，进食后即痛，或疼痛加剧。见于伤食、泄泻等病，食积胃肠证、湿热内蕴证或肝气郁滞证等实证疼痛。又称食后疼痛、食后痛甚等。

90. 得气行（嗳气、矢气、肠鸣）痛减

胃脘或腹部疼痛伴胀满感，得嗳气或矢气、肠鸣则疼痛减轻。见于胃肠气滞证、肝郁气滞证等。

91. 入夜痛甚

疼痛在夜间加剧，或入夜即感明显疼痛。见于关节痛、腹痛、癌瘤疼痛等，或血瘀证、痰凝证、寒凝证、阳虚证等。

三、饮食、口味症状

1. 大渴

口渴感明显、急迫，欲饮水，饮水量多，症状较口渴引饮重。见于气分热盛证、胃火炽盛证、津伤证等。常与口渴引饮并见。

2. 口渴引饮

口干渴而喜饮，饮水量多，频繁饮水而不解渴。见于外感热病阳明经证、风热疫毒证、胃热津伤证、津气亏虚证，或伤暑、消渴病、夏季热、烧烫伤等。

3. 渴不多饮

口渴不甚，或口干渴欲饮，但饮水量不多。见于营分热盛证、脾胃湿热证、风热证、湿热证、风温等。又称口微渴。

4. 渴不欲饮

口干或渴，但不欲饮水。见于湿热熏蒸证、痰湿内停证、水饮停聚阻塞气机、肾阳亏虚证等。

5. 渴喜热饮

口干或渴，但喜热饮。见于脾胃虚寒证、痰湿内停证、肾阳亏虚证等。又称渴喜饮热。

6. 渴喜冷饮

口干或渴，喜冷饮。见于气分热炽证、胃热津伤证、温燥证、阴虚证等。实热（火）证时，多与口渴引饮或大渴并见。又称渴喜饮冷。

7. 但欲漱水而不欲咽

口干或渴，但用水漱口而不欲咽下。见于血瘀证、瘀血内停证、瘀热血扰证等。

8. 饮入呕逆

口渴不欲饮，或欲饮，但饮入水即感不适，欲呕吐或呕逆吐出。见于水饮内停证、水停中焦证等。又称饮入欲呕、饮入即吐。

9. 口不渴

口中润泽，无干燥乏津之感，且不欲饮水。见于寒证、阳虚证、水饮内停证、痰浊内停证、气虚证等。

10. 口干

口中津液不足，自觉干燥，或欲饮水，或不欲饮水。见于阴虚火旺证、水饮内停证、肝经火旺证、阴虚内热证、气阴亏虚证、肾阴亏虚证、肾阳亏虚证、瘀血内郁证等。又称口燥。

11. 消谷善饥

饮食倍于平常，且有饥饿感，或伴身体消瘦。见于胃火炽盛证、阳明蓄血证，或消渴病等。

12. 多食易饥

饮食多于平常量，且易饥饿。见于胃火炽盛证、胃阴虚证、阳明蓄血证，或消渴病等。

13. 食少

饮食量较平常减少，或少于一般人。见于肝气郁结证、脾胃气虚证、脾胃虚寒证、脾肾阳虚证，或伤食等。

14. 不欲饮食

食欲差，不思食，或进食不多。见于肝气犯胃证、脾胃湿热证、脾胃气虚证、脾胃虚寒证、脾肾阳虚证，或伤食等。又称不思饮食、不欲食、默默不欲饮食。

15. 纳谷不馨

饮食乏味，或没有食欲，或虽能进食，但不知食物味道。见于肝气犯胃证、脾胃湿热证、脾胃气虚证、脾胃虚寒证、脾肾阳虚证，或伤食、鼻咽口腔疾病、外感病等。可与口淡乏味并见。

16. 进食无味

虽有食欲，能进食，但感觉不到食物的香味，或不知食物气味。见于脾胃气虚证、气滞证、痰湿内阻证，或鼻咽口腔疾病、外感病等。

17. 纳呆

既无食欲，也无饥饿感，或进食后不适，或可食可不食，进食较少。见于肝气郁结证、湿困脾阳证、脾胃气虚证、脾胃虚寒证、脾肾阳虚证，或伤食等。又称纳差。常与不欲饮食并见。

18. 厌食

厌恶进食，甚或恶闻食物气味，多伴不欲饮食或纳呆。见于食滞胃肠证、脾胃虚弱证，或厌食病等。

19. 久不欲食

较长时间不想进食，饮食量较少。见于肝气郁结证、脾胃虚弱证，或伤食、疳积等。

20. 厌食油腻

食欲差，厌恶油腻食物，或伴食少、纳呆。见于肝胆湿热证，或肝瘟、妊娠恶阻、胆瘅等。

21. 恶闻食臭

不欲饮食，甚则闻食物之气味即觉恶心不适，或呕吐。见于食滞胃肠证等。

22. 见食泛呕

看见食物或油腻，即感恶心欲呕，不欲进食。见于肝胆湿热证，或妊娠恶阻、胆瘅、肝热病、肝瘟等。

23. 饥不欲食

虽有饥饿感，但不欲进食，或进食不多。见于胃阴虚证、脾胃阴虚证等。

24. 食入腹胀

进食后（饭后）感腹部胀闷不适，或伴腹鸣、食后腹泻。见于脾虚证、肝郁气滞证、胃肠气滞证、肝郁脾虚证，或伤食、食瘕、胃反、胃缓等。又称食后腹胀。

25. 食入胸脘满闷

进食后（饭后）感胸脘部满闷不适，或伴嗳气。见于脾胃气滞证、脾胃湿热证、脾气虚证、痰湿中阻证等，或胃缓等。又称食后脘胀、食后胃胀。

26. 食后困顿

进食后（饭后）感觉困倦，欲睡，或进餐中疲困难支，甚或停食入睡。见于气虚证、气陷证、脾气虚证、痰湿中阻证等。又称饭后困倦嗜睡。

27. 噎膈

吞咽时梗噎不顺，或膈阻不通，吞咽障碍、饮食不下。见于痰气阻膈证、瘀血阻膈证、津亏热结证、气虚阳微证等，或噎嗝病。

28. 喜食异物

嗜食生米、泥土、纸张、煤炭等异物。见于蛔虫证、虫积证、脾虚食积证，或疳病、虫积等。

29. 嗜食生冷

喜欢进食生冷食物。见于热证、胃热证、胃阴虚证等。

30. 喜热食

喜欢进食热或烫的食物。见于寒证、胃寒证、脾胃阳虚证等。

31. 嗜食肥甘

喜欢进食油腻食物及甜食。见于胃热证、痰湿证，或个人饮食习惯。

32. 嗜食辛辣

喜欢进食辛辣食物。见于胃寒证、胃热证，或个人饮食习惯。

33. 喜食香燥

喜欢进食香燥、烹炸食物。见于胃虚、胃热证，或个人饮食习惯。

34. 嗜酒

喜欢饮酒，经常饮酒或每次饮酒量较多。见于脾胃湿热证、痰湿证，或个人饮食习惯。

35. 嗜酸

喜欢进食酸味食物，或经常饮酸味饮料，或喜食酸味零食。见于胃阴虚证、肝郁气滞证，或妊娠、个人饮食习惯。

36. 口苦

自觉口中有苦味。多见于肝胆火旺证、胆气上逆证、少阳证等。

37. 口甜

自觉口中有甜味。多见于外感湿热证、脾虚证，或过食肥甘等。

38. 口咸

自觉口中有咸味，有时或伴有咸味痰或唾液。见于肾虚证、寒水上泛证等。

39. 口酸

自觉口中有酸味，甚者闻之有酸味。见于肝气郁结、食滞、胃热，或消渴等。

40. 口黏

口中黏腻不爽，有黏液黏滞，或伴舌苔厚腻。见于湿浊停滞证、痰饮证、食积证等。

41. 口腻

自觉口舌腻滞不爽，甚或涩滞，影响味觉。见于脾虚湿困证、脾胃湿热证、痰热内扰证等。

42. 口臭

口中出气臭秽，自觉或为他人所闻。见于胃热熏口证、肝热熏口证、肺热熏口证、脾胃湿热证、虚火灼口证，或口腔不洁、口腔病变（口糜、牙咬痈、牙疳、走马牙疳等），或鼻渊、鼻鼽、肺痈等。

43. 口气腥臭

口中出气臭秽，且带腥味，自觉或为他人所闻。多见于肺痈痰热蕴肺证，或肺痨等。

44. 口气酸臭

口中出气臭秽，且带酸腐味，自觉或为他人所闻。多见于食滞胃肠证，或消渴等。

45. 口淡

口中味觉减退，自觉口中淡，或饮食无滋味。见于脾胃气虚证、寒证等。又称口淡乏味、口淡无味。

46. 恶心

欲吐不吐，欲罢不止。见于寒邪犯胃证、食滞胃肠证、胃热炽盛证、寒饮停胃证、肝胃不和证、脾胃气虚证、脾胃阳虚证、胃阴虚证、湿热蕴脾证、暑湿内蕴证、虫扰胆腑证，或妊娠恶阻、胆瘅、肝瘟、胃反、食管痹、胃郁、食物中毒、类霍乱、伤食等。

47. 呕吐

食物或水饮自口腔吐出，常与恶心并见。见于寒邪犯胃证、食滞胃肠证、胃热炽盛证、寒饮停胃证、肝胃不和证、脾胃气虚证、脾胃阳虚证、胃阴虚证、湿热蕴脾证、暑湿内蕴证、虫扰胆腑证，或妊娠恶阻、胆瘅、肝瘟、胃反、食管痹、胃郁、食物中毒、类霍乱、伤食等。

48. 时时泛恶

不拘时间，或进食与否，自觉恶心不适。见于胃热炽盛证，或类霍乱、伤食、食物中毒、胃反、食管痹、胃郁等；晨起刷牙泛恶，多见于食管瘅。

49. 食后呕吐

进食后不久即吐出胃内容物，或饮食如常，或饮食不多。见于胃热炽盛证，或类霍乱、伤食、食物中毒、胃反、食管痹、胃郁等。又称食后泛呕。

50. 纳药呕吐

胃不任药物气味，服药即呕吐。见于使用药物过于峻烈或有消化道副反应，或个人体质。

51. 朝食暮吐

早晨进食之食物傍晚或下午吐出，或伴进食后胃脘不适，或进食量减少。见于脾胃虚寒证、痰瘀内阻证、命门火衰证、寒饮内停证、痰气互结证、酒积湿热证、瘀血阻滞证，或胃反、虫积、胃癌等。

52. 暮食朝吐

傍晚进食之食物早晨吐出，或伴进食后胃脘不适，或进食量减少。见于脾胃虚寒证、痰瘀内阻证、命门火衰证、寒饮内停证、痰气互结证、酒积湿热证、瘀血阻滞证，或胃反、虫积、胃癌等。与朝食暮吐多同时并见。

53. 呕吐急迫

呕吐来势较快，或声音较大，急速吐出。见于热闭心神证、瘀阻脑络证，或霍乱、脑痨、春温、暑温、脑瘤、脑癌、颅脑痈、头部内伤、黄耳伤寒等。

54. 干呕

欲吐而无物有声，或仅呕出少量涎沫。见于胃实热证、胃阴虚证、肝郁证、食滞证等。又称哕。

55. 呕而无声

呕吐，吐出食物，但无呕声。见于脾胃气虚证、脾胃虚寒证、湿浊停滞证、痰饮证、脾肾阳虚证等。又称吐。

56. 水入即吐

饮水则胃脘不适，旋即呕出。见于水饮内停证、水逆证等。

四、精神、情志及睡眠症状

（一）精神、情志类

1. 神昏

神志模糊，不省人事，甚至昏睡不醒，呼之不应。见于热闭心神证、痰热扰神证、痰蒙心神证、瘀阻脑络证、暑闭心包证、燥热内结证、浊毒闭神证、肝阳化风证、内闭外脱证，或头部内伤、暑厥、冷厥、饥厥、食物或药物中毒、风厥、煤气中毒、自缢、溺水、电击伤、气厥、血厥、痰厥、中恶、肺炎喘嗽、疫毒痢、暑温、春温、出血中风、缺血中风、厥心痛、热入血室、子痫、血脱、液脱、疔疮走黄、疽毒内陷、产后痉病、脐风、小儿急慢惊风、肾厥、肝厥、消渴厥、肺厥、尸厥、瘿劳等。又称昏迷、昏冒、昏蒙、昏愦、昏不识人等。

2. 卒然昏倒

突然神志不清仆倒，昏不知人。见于风痰闭阻证、痰火内盛证，或痫病、中风等。

3. 神志狂乱

神志混乱，亢奋妄动，躁扰不宁，或打骂呼叫。见于火热伤阴证、痰火扰神证，或癫狂病、狂病等。

4. 精神恍惚

神志短暂丧失或不清，淡漠呆滞，无意识反应。见于心脾两虚证，或癫病、痫病等。

5. 神情呆滞

表情或动作迟钝，不灵敏。见于瘀阻脑络证、痰气郁结证、心脾两虚证，或癫病、痫病、痴呆等。

6. 神疲

精神倦怠，自觉疲乏无力。见于气血两虚证、湿困脾胃证、痰湿内蕴证、暑伤气阴证、暑湿证、肝胆湿热证、脾肾阳虚证、脾虚湿困证、心脾气虚证、肝肾阴虚证，或神劳、血劳、瘿劳、肌痿、肝著、心衰、伤暑、疰夏、肥胖病等。又称少神。可与困倦同见，又称神困、神倦。

7. 困倦

周身疲乏无力，欲卧欲睡，或嗜睡，精力不济。见于气血两虚证、湿困脾胃证、痰湿内阻证、暑伤气阴证、暑湿内蕴证、脾肾阳虚证、脾虚湿困证、心脾气虚证，或神劳、血劳、瘿劳、肌痿、肝热病、肝著、心衰、伤暑、疰夏、肥胖病等。

8. 乏力

自觉周身疲乏无力。见于气虚证、气血两虚证、暑伤气阴证、脾肾阳虚证、心气虚证，或神劳、血劳、瘿劳、肌痿、心衰、伤暑等。

9. 健忘

记忆力减退，善忘，尤其表现为近事遗忘。见于肾精亏虚证、心肾不交证、心脾气血两虚证、阴虚火旺证，或神劳、脑痿、头部内伤、中毒等。又称喜忘、善忘、易忘。

10. 心烦

心中烦乱，或烦热郁闷。见于心阴虚证、心火炽盛证、血热扰神证、暑湿热郁证、阳明病等。又称烦躁、躁烦。

11. 易怒

无故发怒，或易于发怒，情绪急躁不能自制。见于肝郁气滞证、肝胆火旺证、肝脾不调证、肝肾阴虚证，或神劳、癫病、狂病、风眩、瘿气、经行情志异常、子烦、绝经前后诸症等。烦躁易怒可并见，见于肠热腑实证、阴虚火旺证、余热内扰证、心肾不交证、阴盛格阳证，或中暑、神劳、神郁、脏躁、狂病、癫病、百合病、头部内伤、子烦、经行情志异常、绝经前后诸症、疳积、佝偻病、夏季热、风眩、瘿气等。

12. 性急

心中急躁，冲动不安。见于阴虚阳亢证、痰气郁结证，或风眩、神劳、癫病、狂病、瘿气等。

13. 抑郁

闷闷不乐，似有所思，精神不振。见于肝郁气滞证、痰气郁结证，或神郁、癫病、狂病、脏躁、百合病、痫病、痴呆等。

14. 苦闷

心中思虑，而不得解脱，或闷闷不乐，或自感不安。见于心脾气结证，或脏躁等。

15. 忧思

经常思虑绵绵，忧郁不解，闷闷不乐。见于心脾气结证、肺气虚证等。

16. 焦虑

心中焦急，多虑，或惴惴不安，或思虑繁多。见于肝气郁滞证、心虚证，或脏躁、饥厥、心动悸等。又称焦虑不安。

17. 思虑无穷

忧思与焦虑并见，思绪无穷，不可自拔。见于肝气郁结证、痰气郁结证、气血瘀滞证、心神不宁证、心脾两虚证、心阴亏虚证、肝阴亏虚证，或癫病、狂病、脏躁、百合病、痫病等。

18. 喜叹气

心中郁闷不舒，或胸部憋闷不适，每以长声嘘气为快，或遇事悲观。见于肝气郁结证等。又称喜叹息、喜太息、善太息。

19. 善悲

无故悲伤，或感到悲痛，或常欲哭，不能自制。见于心脾气结证、肺气虚证，或脏躁、中风等。又称喜悲伤欲哭。

20. 恐惧

自感害怕而神志不宁，忐忑不安。见于心虚神怯证，或风厥、气厥、缩阴病、中恶、小儿客忤等。

21. 胆怯

胆小、畏惧或害怕，不可自制，或伴易受惊吓。见于心脾气血两虚证、心虚神怯证等。

22. 善恐

有恐惧感，或终日神志不安，如人将捕之。见于肾精不足证、气血两虚证、心虚神怯证，或风厥、气厥、缩阴病、中恶、小儿客忤等。

23. 多疑

经常怀疑、不信任别人或自己，甚至产生幻视、幻听或意象。见于胆热痰扰证、心脾两虚证、心胆气虚证、肝郁气虚证、气滞血瘀证，或脏躁等。疑虑可并见，不但怀疑别人或自己所做的事、讲的话，或不信任，认为别人有恶意，甚至产生幻视、幻听或意象，并过度忧愁担心。又称多疑虑、多疑多虑。

24. 易惊

易受惊吓，或无故惊慌，心中惕惕然不安，不能自制。见于心胆气虚证、痰火扰心证、心火亢盛证、肝郁血虚证等。又称善惊、喜惊、惊惕。

25. 狂躁

神志失常，疯狂怒骂，或打人毁物，喧扰不宁，或少卧不饥。见于火热伤阴证、痰火扰神证，或癫病、狂病等。又称狂燥妄动、武痴、发疯等。

26. 登高而歌

欲登临高楼，或墙垣歌唱，狂妄而无所顾忌。见于火热伤阴证、痰火扰神证，或癫病、狂病等。常与弃衣而走并见。

27. 弃衣而走

自己脱掉衣服，奔走，而不自知。见于火热伤阴证、痰火扰神证，或癫病、狂病等。常与登高而歌并见。

28. 言语狂妄

精神错乱，语无伦次，狂躁妄言。见于气郁化火证，痰火互结证，或狂病、伤寒蓄血证等。又称狂躁妄言、语言狂妄不避亲疏。

29. 骂詈不避亲疏

无论对亲友还是不认识的人都怒骂呼叫，不能自制。见于狂证、火热扰心证、痰热扰心证、火热伤阴证，或癫狂病等。又称言语骂詈不避亲疏。

30. 发癫

突然表情淡漠，沉默呆滞，痴语无伦，多静而少动。见于痰气郁结证、脾虚痰湿证、心脾两虚证、阴虚火旺证、脾肾阳虚证等。又称文痴。

31. 言语错乱

言语先后颠倒，不合逻辑，不能正常表达思维，或前言不达后语，或语无伦次，不能自主。见于肝郁气结证、瘀血扰心证、痰湿内阻证等。又称胡言乱语、语言错乱、错语、语言颠倒等。

32. 痴呆

智能低下，记忆、理解、判断力明显减退，神情呆滞，反应迟钝，寡言善忘，甚至生活不能自理。见于先天性痴呆、小儿痴呆、老年性痴呆、头部内伤、脑萎、脑络痹、缺血中风、出血中风、煤气中毒、脑痨、春温后遗症、暑温后遗症、瘿劳、呆小病、黑疸、蝶疮流注、酒癖等。

33. 痫

发作性的精神恍惚，甚则突然仆倒，昏不知人，口吐白沫，两目上视，四肢抽搐，口中作猪羊叫声，移时苏醒。见于痫病风痰闭神证、痰热内扰证、脾虚痰湿证、瘀阻清窍证、肝郁痰火证、肝肾阴虚证、血虚动风证等。又称痫、羊癫风、羊痫风等。

34. 神舍不安

神志躁动不安，或情绪急躁不宁，狂乱妄动。见于热入血室证、火热伤阴证、瘀阻脑络证、痰火扰神证、肠热腑实证，或各种热病、狂病、癫病、酒厥、肾厥、消渴厥、肝厥、中风等。又称神舍失守、神舍难安、神乱不安、神恍易惊、神不守舍等。

35. 嬉笑无常

无故喜乐，或嬉笑不休。见于肾水亏虚证、火热扰心证、痰热扰心证、心气惮乱证，或癫狂等。又称善喜，喜笑不休。

36. 哭笑无常

情绪波动大，易受刺激，时喜时悲，或无故哭笑，不能自控。见于肝郁脾虚证、痰气郁结证，或癫病、酒厥等。

37. 善忧好哭

时时悲伤欲哭，喜悲伤欲哭，无故悲伤、悲泣，不能自制。见于心肺气虚证、脏躁等。又称善悲、喜悲伤欲哭。

38. 剧哭

哭声剧烈、响亮。多见于实证、热证。若小儿夜间忽然惊醒剧哭，先哭后抽搐，啼哭似见异物。见于惊恐伤神证，或客忤、蛲虫病等。

39. 哭声低弱

哭声低小、细弱，多见于小儿。见于久病、虚证、寒证等，如脾阳虚证、脾虚肝旺证等。

40. 哭声响亮

哭声高亢、洪亮，多见于小儿。见于新病、实证、热证，如心经积热证、风寒束表证、热扰心神证，或肠结等。

41. 终日啼哭

啼哭持久，或频繁，多见于新生儿或婴儿、小儿。见于脾经虚寒证、心经积热证、心虚禀弱证，或受惊恐惧、伤食、积滞等。

42. 夜啼

入夜啼哭不安，或每夜定时啼哭，甚则通宵达旦，但白天如常，或少神疲、困倦。见于脾阳虚证，或婴儿昼夜节律未调（婴儿夜啼证），或小儿疳积、受惊吓等。又称小儿夜啼。

（二）睡眠类

43. 失眠

不能获得正常睡眠，或入睡难，或易醒，醒后不能再睡，甚则彻夜不眠。见于营血亏虚证、阴虚火旺证、心肾不交证、心脾两虚证、胆郁痰扰证、肝经郁热证、痰热扰心证、心火亢盛证、余热扰膈证，或癫病、狂病、神郁、神劳、百合病、绝经前后诸症、经行情志异常等。又称不寐，少寐、不眠。

44. 入睡难

卧床后无睡意，或辗转反侧，或思虑无穷，或心烦抑郁，久久不能入睡，或入睡时间较长。见证同失眠。又称不易入睡、无睡意、不能眠。

45. 睡眠表浅

睡眠质量不高，或似睡非睡，或易受干扰、易惊、易醒。见证同失眠。又称睡眠不深。

46. 睡眠不实

睡眠表浅，不觉踏实，或时有思虑困扰，或易受干扰，易醒难眠。见于心脾两虚证、胆郁痰扰证、肝经郁热证、中焦不和证等。

47. 夜寐不安

睡眠表浅，或多梦、躁扰，或易惊、易醒。见于胆郁痰扰证、余热扰膈证、心肾不交证、心脾两虚证、阴虚火旺证等。又称睡眠不安。

48. 睡中易醒

睡眠表浅，易受惊扰，时时觉醒或惊醒。见于胆郁痰扰证、肝经郁热证等。又称易醒、睡后易醒。

49. 醒后难入睡

睡眠后易觉醒，醒后入睡困难，或不能再入睡。见于心脾气血两虚证等。

50. 睡中易惊

睡眠中或突然惊醒，或全身、局部肌肉抽动，或睡眠表浅，易受惊扰。见于胆郁痰扰证、肝经郁热证等。

51. 早醒

较早觉醒，多天未亮就醒，或半夜醒来，不能再入睡。见于心脾两虚证、心虚神怯证、心肾不交证、瘀阻脑络证、阴虚火旺证、痰热内扰证、肝郁化火证等。

52. 梦多

睡眠不实，睡眠中梦扰纷纭，或次日头昏神疲。见于心脾两虚证、心肾不交证、胆郁痰扰证，或神劳、脏躁、百合病等。又称多梦。

53. 噩梦纷纭

睡眠不实，睡眠中噩梦多，不能安寐。见于胆郁痰扰证，或脏躁、百合病等。

54. 梦呓

睡梦中说话，或词句完整，或吐字不清，意思不明。见于心火炽盛证、胆热证、胃气不和证。又称呓语。

55. 梦游

在熟睡中不由自主地起床走动，或从事日常活动，或不被人唤醒，或醒后一无所知。见于心气亏虚证、心肺阴虚证、心肾不交证、肝气郁结证、痰火扰心证、痰浊阻滞证、瘀血阻滞证等。又称梦魇。

56. 嗜睡

困倦，不分昼夜，时时欲睡，或呼之能醒，醒后又睡，或伴意识不够清晰。见于痰湿内盛证、阳虚阴盛证、心肾阳虚证、心脾两虚证、肾阳虚衰证、肾精亏虚证、瘀血阻窍证，或肥胖病、痴呆、中毒、头部内伤、虚劳病、脏厥等。又称多寐、多眠、多睡眠、嗜卧、欲寐。

57. 饭后欲睡

进食后困倦嗜睡，或进餐中疲困难支而停食入睡。见于脾气虚证、痰湿中阻证等。

58. 突然入睡

在正常工作生活中，不分时间场合忽然入睡。见于脑府病变，或癫病、痫病等。

59. 喜伏卧

喜趴伏于床具上睡眠。见于阴、寒、虚证，或脾虚证、食滞胃肠证、蛔虫证等。又称喜俯卧。

60. 喜仰卧

喜仰面睡眠。见于阳、热、实证。

61. 喜蜷卧

喜将身体卷曲而眠。见于阴、寒、虚证，或心肾阳虚证等。

62. 呵欠

张口舒气，或伴困倦欲睡，或虽不觉困倦，仍频频呵欠。见于阴盛阳衰、气虚证、阳虚证、痰浊证等。

63. 梦中啮齿

睡梦中上下牙齿相互磨切，格格有声。见于食滞胃肠证、心脾积热证，或蛔虫病等。又称睡中啮齿。

64. 睡中流涎

在睡眠过程中，口涎自口腔流出而不自知，量或多或少。见于心脾积热证、气虚证、阳虚证、痰浊证等。又称梦中流涎。

五、全身不适

（一）全身不适类

1. 全身无力

周身及四肢无力，或四肢不能持物，身体不能持重，或自觉周身无力。见于气虚证、气血两虚证、暑伤气阴证、心气虚证，或神劳、血劳、瘿劳、肌痿、厥脱、伤暑等。与乏力相似，但症状表现程度较乏力重。又称周身无力。

2. 疲乏

肢体懈怠乏力。见于气血两虚证、湿困脾胃证、痰湿内蕴证、暑伤气阴证、暑湿内蕴证、肝胆湿热证、脾肾阳虚证、脾虚湿困证、心脾气虚证、肝肾阴虚证，或神劳、血劳、瘿劳、肌痿、肝热病、肝著、厥脱、伤暑、疰夏、肥胖病等。又称疲倦、困乏。

3. 身体困倦

自觉周身困乏疲倦，欲坐欲卧。见于气血两虚证、湿困脾胃证、痰湿内蕴证、暑伤气阴证、暑湿内蕴证、肝胆湿热证、脾肾阳虚证、脾虚湿困证、心脾气虚证、肝肾阴虚证，或神劳、血劳、瘿劳、肌痿、肝热病、肝著、厥脱、伤暑、疰夏、肥胖病等。又称身困。

4. 周身酸软

自觉周身及四肢肌肉酸软，或伴无力。见于外感表证、气虚证、气血两虚证、湿阻证等，或感冒、神劳、血劳、瘿劳、肌痿、厥脱、痹证等。

5. 周身酸楚

周身肌肉酸痛。见于风湿侵袭证、湿热阻滞证、寒湿蕴结证、气血两虚证、肝肾阴虚证，或劳损等。又称身体酸楚。酸楚与困倦同见称身酸困，见于风湿侵袭证、湿热阻滞证、寒湿蕴结证、气血两虚证、肝肾阴虚证，或劳损等。

6. 周身沉重

自觉周身及四肢沉重，或伴无力，或肿胀，活动不利，难以转侧或不愿活动。见于水饮内停证、湿阻证、湿蕴卫分证、风水相搏证、阳虚水泛证、风寒束表证、暑湿袭表证、气虚下陷证等，或感冒、湿阻、湿痹、肥胖病、中暑、水气病等。又称身重、身体沉重、肢体沉重、体重。

7. 周身瘙痒

自觉周身及四肢皮肤瘙痒，或伴起疹、抓痕，或红肿、流滋等。见于风证、血热证、湿热侵淫证等，或风疹、隐疹、疮疡等皮肤病。

8. 周身胀

自觉周身及四肢胀满，或伴沉重，或伴水肿。见于水饮内停证、湿阻证等，或感冒、痹证、心衰、水气病、硬皮病等。

9. 患病半身发胀

自觉患侧（或左侧，或右侧半身）身体发胀不适。见于中风、风湿等。又称患侧半身胀。

10. 拘急肉跳

身体某局部肌肉抽搐跳动。见于阳虚水泛证、阳虚证、亡血证、血虚证等。又称筋惕肉跳、筋惕肉瞤。

11. 身麻

全身肌肤发麻，知觉减退或消失，不知痛痒。见于血虚证、津液亏耗证、风热疠毒证，或痹病、痿病、麻风等。

12. 半身麻木

左侧或右侧，上半身或下半身身体皮肤发麻，知觉减退或消失。见于风痰阻络证，或痹病、痿病、截瘫、中风先兆等。

13. 麻木不仁

全身或某局部皮肤触觉、痛觉均减退或消失，不知痛痒。见于营卫气虚、风湿阻络、痰瘀阻络、风热疠毒证，或痹病、痿病、中风、风（喑）痱、气厥、软脚瘟、肌痿、外伤、麻风等。

（二）头部不适类

14. 头晕

视物昏花旋转，如坐舟车，严重者张目即觉天旋地转，不能站立，或伴胸中上泛呕恶，甚或仆倒。见于肝阳上亢证、心脾气血两虚证、脾气虚证、肾精亏虚证、痰湿内阻证、瘀血阻络证，或风眩、脑络痹、虚眩、耳眩晕、子眩、子痫、产后血晕、晕动病、脑痿、神劳、头部内伤、项痹、药物中毒、脑瘤等。又称头晕目眩。

15. 头昏

头部昏沉不适，头脑不清楚，或走路不稳，甚至有失平衡之感。见于肝肾阴虚证、肾精亏虚证、气虚血瘀证等。

16. 头重

自觉头部沉重，如蒙，如压，如裹。见于风湿泛头证、湿热内蕴证、痰湿犯头证、脾气虚证等。又称头沉、头重如裹。

17. 头胀

自觉头部发胀，或连及眼眶、耳，或觉头胀欲裂，胀痛难忍。见于肝火上炎证、湿阻气滞证、风热外袭证，或颅内肿瘤、春温、暑湿、厥头痛、出血中风、脑痨、脑瘤、颅脑痈、头部内伤、囊虫病、包虫病。又称脑胀。

18. 头闷

自觉七窍不利，头脑不清爽。见于风湿上阻证、湿阻清阳证、痰湿犯头证等。可与胀并见，或与沉重、头昏并见。

19. 头如蒙

头晕且重，如物裹缠。见于风湿上阻证、湿阻清阳证、痰湿犯头证等。

20. 头中鸣响

自觉头脑中有音声鸣响。见于肾虚髓亏证、火郁证、痰湿阻遏证等。又称脑鸣、头响、头脑鸣响。

21. 头皮麻木

头部皮肤不知痛痒，麻木不仁。头皮麻木以麻为主，非痛非痒，如绳初松，多见于血虚证；头皮麻木以木为主，按之搔之皆无感觉，多见于痰湿阻络证。

22. 头痒

头部皮肤瘙痒。见于血虚风燥证、血热风燥证等。

（三）颈、胸、腹、背、四肢不适类

23. 颈部发胀

自觉颈项部拘急胀满。见于毒邪流窜证、气滞痰凝证、痰瘀互结证、阴虚火旺证、肝郁痰热证、胃热脾虚证，或瘿气、侠瘿瘴、颈痈、瘰疬、气瘿、瘿痈、肉瘿、石瘿等。

24. 项强

颈项部肌肉紧张，或拘急强硬，或连及背部，不能前俯后仰及左右转动。见于风寒犯表证、风湿犯表证、津液亏损证，或金疮风毒。

25. 项背拘急

颈项连及背部肌肉经脉拘急强硬，前俯后仰及左右转动不便。

见于风寒犯表证、气滞血瘀证。又称项背强。

26. 胸部胀闷

胸部胀满，塞滞不畅。见于风寒束肺证、风痰蕴肺证、气滞胸膈证、肝气郁滞证、痰热结胸证、痰湿蕴肺证、痰阻心脉证，或胸痹、高原胸痹、心郁、心瘅、支饮、心痹、心动悸、哮病、肺胀、肺衰、尘肺、悬饮、肺水、风厥等。

27. 憋气

胸中窒塞不通，憋闷不舒，呼吸不畅。见于肝郁气滞证、痰饮壅盛证、心血瘀阻证等。

28. 气短

胸部满闷，气不足以续息。见于痰饮中阻证、气滞血瘀证、心脾两虚证等。又称短气、少气。

29. 气下坠感

自觉脘腹部、四肢、肛门重坠，气向下迫。见于脾虚气陷证、中气下陷证，或胃缓等。

30. 胁胀

一侧或两侧胁肋部胀满不适。见于肝郁气滞证、肝胆湿热证、气滞血瘀证、肝郁脾虚证，或绝经前后诸症、子悬、神郁、肝著、胆胀、胆石、胰胀、悬饮、肝癖、肝瘤等。与胸部胀闷并见，胸胁胀闷。

31. 心悸

心跳快或节律不齐，或自觉心中悸动不宁。见于心气虚证、心阳虚证、心阴虚证、心血虚证、痰热扰心证、水气凌心证、心脾气血两虚证、阴虚火旺证、心虚神怯证、瘀阻心脉证，或心痹、心瘅、胸痹、肺胀、风眩、厥心痛、高原胸痹、心郁、支饮、梅毒攻心、脚气冲心、神劳、神郁、中恶、风厥、瘿劳、黑疸、虚劳类疾病、饥厥、血脱、液脱、蚕豆黄等。又称心跳、心慌、心动悸。

32. 惊悸

心悸因惊恐、恼怒而发，或伴易惊。见于心气虚证、心阳虚证、心阴虚证、心血虚证、痰热扰心证、水气凌心证、心脾气血两虚证、阴虚火旺证、心虚神怯证、瘀阻心脉证，或心痹、心瘴、胸痹、肺胀、风眩、厥心痛、高原胸痹、心郁、支饮、梅毒攻心、脚气冲心、神劳、神郁、中恶、风厥、瘿劳、黑疸、虚劳类疾病、饥厥、血脱、液脱、蚕豆黄等。

33. 怔忡

并不因惊吓，而自觉心悸不安，不能自制，多伴心跳节律不齐，全身情况较差，病情较重。见于心气虚证、心阳虚证、心阴虚证、心血虚证、痰热扰心证、水气凌心证、心脾气血两虚证、阴虚火旺证、心虚神怯证、瘀阻心脉证，或心痹、心瘴、胸痹、肺胀、风眩、厥心痛、高原胸痹、心郁、支饮、梅毒攻心、脚气冲心、神劳、神郁、中恶、风厥、瘿劳、黑疸、虚劳类疾病、饥厥、血脱、液脱、蚕豆黄等。

34. 心忡

自觉心无所托，恍恍然跳动不安。见于心气虚证、心阳虚证、心阴虚证、心血虚证、痰热扰心证、水气凌心证、心脾气血两虚证、阴虚火旺证、心虚神怯证、瘀阻心脉证，或心痹、心瘴、胸痹、肺胀、风眩、厥心痛、高原胸痹、心郁、支饮、梅毒攻心、脚气冲心、神劳、神郁、中恶、风厥、瘿劳、黑疸、虚劳类疾病、饥厥、血脱、液脱、蚕豆黄等。

35. 乳房发胀

女性一侧或双侧乳房胀满不适。见于冲任不调证、肝气郁结证、气郁痰凝证、热毒蕴结证、瘀毒阻滞证，或经行乳房胀痛、乳痈、乳疽、乳癖、乳发、乳痨、乳癌、乳头风、假孕等。又称乳房胀、乳胀。

36. 乳房瘙痒

女性一侧或双侧乳房皮肤痒。见于肝经湿热证，或乳疳等。

37. 乳头痒

乳头部皮肤瘙痒。见于肝经湿热证，或经行乳房胀痛、乳头湿疹、乳疳等。

38. 心中懊恼

自觉心中烦热、闷乱不安，以胸部至心窝间尤显。见于余热扰膈证、湿热郁蒸证、阳明腑实证、实热结胸证、胃阴虚火旺证等。又称心中懊侬。

39. 脘胀

上腹近心窝处胀满不适。见于肝胃不和证、肝郁脾虚证、食滞胃肠证、肝胃阴虚证、脾虚气陷证、水热互结证、寒饮停胃证、胃气虚血瘀证，或饮食伤胃、膈疝、胃胀、胃痞、胃络痛等。又称胃胀。

40. 胃脘痞闷

上腹部剑突下胀闷痞塞。见于脾虚气陷证、痰湿内阻证、水热互结证、寒饮停胃证、食滞胃肠证、胃气虚血瘀证，或胃饮、胃郁、胃缓、胃反、食瘕、伤食、肠郁、脾瘘、鼓胀、脾水等。又称心下痞、脘痞。

41. 嘈杂

胃脘部感觉似饥非饥，似痛非痛的不适，莫可名状。见于胃热阴虚证、胃阴虚证、脾虚营亏证、肝胃不和证，或胃郁、食管瘅、胃疡、胃痞、胃胀、胃络痛、胆胀、胰胀、脾瘘等。又称心嘈、嘈心。

42. 腹胀

自觉腹部胀满痞塞不舒，如物支撑，但外无胀大之形。见于寒湿困脾证、湿热中阻证、脾虚痰湿证、食滞胃肠证、肝郁气滞证、胃肠实热证、脾虚气滞证、脾胃虚寒证，或伤食、积滞、肝热病、肝瘟、肝痈、肠痹、湿温、肝著、胆石、胆胀、胰胀、肝积、肝癖、胃饮、肠郁、胃郁、肠癌、脾水、鼓胀、水胀、胃反、脾约、产后大便难等。

43. 大腹胀

大腹部胀满痞塞不舒，如物支撑，但外无胀大之形。见于热结胃肠证、脾胃病变等。

44. 小腹胀

小腹部胀满痞塞不舒，如物支撑，但外无胀大之形。见于膀胱湿热证、蓄血证、蓄水证、瘀血停于下焦，或癃闭等。

45. 少腹胀

下腹部两侧胀满痞塞不舒，如物支撑，但外无胀大之形。见于冲任不调证、肝郁气滞证，或妊娠、癥瘕等。

46. 胁下胀满

一侧或两侧胁肋部胀满，或伴胸胁满闷。见于肝郁气滞证、脾虚证、气滞血瘀证等，或肝著、胆石、胆胀、胰胀、肝积、肝癖等。又称胁下胀闷。

47. 腹部喜按

腹部肌肉柔软不僵，喜揉喜按。见于虚证、脾胃阳虚证、肾阳亏虚证、冲任虚寒证、寒滞肝脉证等。又称腹部柔软喜按。

48. 腹部拒按

腹部肌肉僵硬，拒揉按。见于实证、热结肠胃证、气滞血瘀证、蓄血证、水饮证等。又称腹部僵硬拒按。

49. 腹部下坠感

自觉腹部重坠，气向下迫，多以进食后尤显。见于脾虚气陷证，或胃缓等。属气下坠感的一种表现。

50. 腹部重坠

自觉腹部胀闷沉重。见于下焦湿热证、下焦瘀热证，或肾垂等。

51. 小腹空坠

自觉下腹部空虚，且有沉重下坠之感。见于冲任亏虚证、胞宫虚寒证，或肾垂、胎动不安、胎漏等。

52. 少腹下坠

自觉下腹部两侧重着下坠。见于寒滞肝脉证，干血痨、蓄血证、石瘕等。

53. 脐下悸动

脐下至小腹部惕惕然跳动。见于水停下焦证、肾不纳气证，或水气病等。

54. 贲豚

自觉有气从少腹、小腹向上窜，悸动奔走，如小猪在窜动。见于水饮停聚证，或贲豚病等。

55. 气从少腹上冲

病人自觉有气从少腹向上攻冲，或乍作乍止。若兼悸动感则为贲豚。见于肝肾气逆证、寒水上逆证等。

56. 肛门坠胀

自觉肛门局部下坠，发胀。见于湿热下注证、气滞血瘀证、肝气郁结证、脾气下陷证、湿热内蕴证、肛门热毒证、气血两虚证、火毒内陷证，或肛周痈疽、肛裂、痔疮、锁肛痔、脏毒等。

57. 肛门异物感

自觉肛门部如有物赘生。见于气血瘀滞肛门证、肛门湿热证、脾虚气陷证，或混合痔、脏毒等。

58. 背胀

一侧或两侧背部肌肉发胀不适。见于外感疾病或胸痹、悬饮、肺胀等。

59. 腰胀

一侧或两侧腰部肌肉发胀不适。见于气滞证、湿热阻滞经脉证等。

60. 腰酸

腰部酸楚不适，绵绵不已，伴有轻度疼痛。见于肾气虚证、肾阴虚证、肝肾亏虚证、湿热下注证，或带脉不利、劳损等。

61. 腰部僵硬

自觉腰部肌肉僵直拘急，转动不利。见于寒湿阻滞证等。

62. 腰部如绳束

腰部一周如有绳紧缚。见于带脉不利、肝经湿热证、肾阴阳两虚证等。又称腰部如束带、腰部紧束不适。

63. 腰部沉重

自觉腰部下沉，重着难伸。见于寒湿阻滞证、肾阳虚证、风湿表证等。

64. 腰部重坠

腰部或兼骶部沉重下坠感，欲坐不起。见于寒湿阻滞证、肾阳虚证、中气下陷证，或肾著、水气病等。

65. 腰部转侧不利

腰部转动侧弯活动不自如，或有紧束感。见于寒湿犯腰证、血瘀证，或肾著、水气病等。

66. 腰部俯仰不利

腰部前后俯仰活动不自如，或有紧束感。见于瘀血阻络证、瘀血犯腰证、肾精亏虚证等。

67. 四肢沉重

手足四肢沉重，不欲抬举。见于脾虚湿困证等。

68. 患肢沉重

患侧肢体沉重，抬举不利。见于中风偏瘫，或患肢水湿瘀滞、湿热阻滞经脉、经脉失养证等。

69. 下肢沉重

自觉下肢沉重，步行无力。见于脾虚湿困证等。

70. 头重脚轻

自觉头重或身体沉重，而足或脚发软，或如踩海绵，行走不稳。见于肝阳上亢证，或眩晕病、风眩等。

71. 四肢软弱

手足四肢痿软无力。见于肺热津伤证、脾胃气虚证、肝肾阴虚证、瘀血阻滞证，或痿躄、脚气、软脚瘟、软风、痿疫、软瘫等。

72. 四肢无力

自觉四肢无力量，甚或不能持物。见于脾虚湿困证、气血两虚证、暑热伤气证，或脚气病等。

73. 膝软无力

膝关节软弱无力，甚或行走困难。见于肝肾亏虚证、寒湿痹阻证、湿热下注证，或膝痹、鹤膝风等。

74. 腿软

双下肢大腿和（或）小腿软弱，不任步行。见于外感湿邪风毒证、湿热下注证、津血亏虚证、经络壅阻证，或痿躄、脚气病等。

75. 握力减弱

双手或单手的握捏力量减弱，不任握物。见于脾虚证、湿邪阻滞证，或久病、重病、中风、历节病等。

76. 四肢/上肢/下肢肌肉酸胀

自觉四肢或上肢、下肢肌肉酸楚发胀。见于风湿侵袭证、湿热阻络证、寒湿蕴结证、气血两虚证、肾气虚证、肝肾阴虚证，或痹病、劳损等。

77. 患肢发胀

自觉患侧上肢和（或）下肢肌肉发胀。见于瘀阻脉络证，或痹病、中风、历节病等。

78. 腿酸

大腿或小腿部肌肉酸楚不适。见于肾气虚证、湿热下注证、肝肾阴虚证等。

79. 膝酸

双膝关节或单侧膝关节酸楚不适。见于肝肾亏虚证、寒湿浸淫证、湿热下注证，或痹病、痿病等。

80. 四肢/上肢/下肢麻木

四肢或上肢、下肢皮肤痛觉、触觉减退或消失。见于风邪偏盛证、气血两虚证、气滞血瘀证、肝风内动证、风痰阻络证、湿热阻滞证，或痹病、痿病、中风、中风先兆等。

81. 肩麻

两侧或左、右肩部肌肤、皮肤知觉减退或消失，不知痛痒。见于气滞血瘀证、气血两虚证、风痰阻络证，或肩痹、历节病等。

82. 臂麻

两侧或左、右手臂部肌肤知觉减退或消失，不知痛痒。见于气滞血瘀证、气血两虚证、风痰阻络证，或痹病、痿病等。

83. 手麻

双手或左、右手肌肤知觉消失，不知痛痒。见于气滞血瘀证、气血两虚证、风痰阻络证，或痹病、痿病、历节病、手部疔疮等。

84. 腿麻

两腿或左、右腿部肌肤知觉减退或消失，不知痛痒。见于气滞血瘀证、气血两虚证、风痰阻络证，或痹病、痿病、脚气等。

85. 足麻

两侧或左、右足肌肤知觉减退或消失，不知痛痒。见于气滞血瘀证、气血两虚证、风痰阻络证，痹病、痿病、足部疔疮等。

86. 指/趾尖麻

全部或单个手指或脚趾肌肤知觉减退或消失，不知痛痒。见于气滞血瘀证、气血两虚证、风痰阻络证，或痹病、痿病、风眩、脱疽等。

87. （某局部）麻木

局部皮肤感觉减退或消失，不知痛痒。见于气滞血瘀证、痰湿阻滞证，或乌头类中毒、风眩、脱疽、疔疮、脚气、痿躄、口僻等。

88. 手足瘙痒

手足部皮肤均瘙痒。见于肝经风热证、肌肤失养证、寒凝血涩证、肌肤湿热证，或风瘙痒、食物过敏、蚕豆黄、血疸、血劳、黄疸等。

89. 手痒

手掌及手指间皮肤瘙痒难忍。见于肝经风热证、肌肤失养证、寒凝血涩证、肌肤湿热证，或鹅掌风等。

90. 足痒

足趾间皮肤瘙痒难忍，越搔越甚。见于肝经风热证、肌肤失养证、寒凝血涩证、肌肤湿热证，或脚湿气、足癣等。

91. 脐痒

脐部或脐周皮肤瘙痒。见于肝经风热证、肌肤失养证、寒凝血涩证、肌肤湿热证等。

92. 阴囊坠胀

自觉阴囊下坠，或坠胀引少腹。见于肝经湿热、肝郁气滞及中气下陷证，或狐疝、癞疝等。

93. 肛门瘙痒

肛周皮肤瘙痒，或顽固不愈，或反复发作。见于风热郁结证、风湿挟热证、血虚生风证等。

94. （某局部）瘙痒

局部皮肤瘙痒顽固。见于肌肤风热证、肌肤湿热证、寒凝血涩肌肤证、肌肤失养证，或鹅掌风、脚湿气、鼻䶑、肛痒风、肛门湿疡、蛲虫病、乳头湿疹、阴痒、女阴湿疹、阴燥、绣球风等。

六、五官不适

（一）目不适类

1. 视物不清

不能看清晰或远或近的事物。见于肝肾亏虚证、元阳亏虚证，或偃月侵睛、花翳白陷、凝脂翳、黄液上冲、黑翳如珠、瞳睛病、正漏、混睛障、赤膜下垂、血翳包睛、宿翳等眼病。

2. 视物模糊

视物轮廓不清晰，模糊难辨。见于肝肾亏虚证、元阳亏虚证，或偃月侵睛、花翳白陷、凝脂翳、黄液上冲、黑翳如珠、瞳睛病、正漏、混睛障、赤膜下垂、血翳包睛、宿翳等。

3. 视物昏蒙

视物时眼前有灰色阴影，昏暗不明，模糊不清。见于水轮湿热证、水轮阴虚证、水轮气滞血瘀证、水轮水湿停聚证、水轮气虚血亏证、水轮阴亏证、水轮气虚证，或睛黄视渺、混睛障、视瞻昏渺、五风内障、圆翳内障等。

4. 视力下降

中心视力（远视力，近视力）下降。见于肝风痰火证、水轮实火证、水轮湿热证、水轮气血瘀滞证、风痰上扰证、风阳上扰证、水轮虚火证、水轮阳虚络痹证、水轮气虚络痹证、肝肾亏虚证、血瘀夹风证，或厥头痛、内障、青盲、暴盲、视瞻昏渺、黑夜睛明、云雾移睛、高风内障、远视、近视、聚星、凝脂翳、疳积上目、圆翳内障、胎患内障、黄心内障、五风内障、混睛障、风牵偏视、小儿通睛、撞击伤目、物损真睛、眯目飞扬、惊振内障、缺血中风、囊虫病、雷头风等。

5. 眼花

视物旋转动荡，或眼前有蚊蝇飞动之感。见于风热犯目证、水轮湿热证、肉轮风痰阻络证、肝郁气滞证、心神不宁证、气血两虚证、肝肾亏虚证、脾气虚弱证、命门火衰证，或圆翳内障、胎患内障、黄心内障、五风内障、偃月侵睛、花翳白陷、凝脂翳、黄液上冲、黑翳如珠、瞳睛病、正漏、混睛障、赤膜下垂、血翳包睛、宿翳、飞蚊幻视症、远视、近视、视瞻昏渺、高风内障、血灌瞳神、物损真睛、眯目飞扬、椒疮、倒睫拳毛、暴风客热、天行赤眼、金疳、火疳、白膜侵睛、赤丝虬脉、赤脉传睛、胬肉攀睛等。又称目眩。

6. 眼前黑影

眼前有点状、絮状黑影，可固定不动或飘动。漂浮不定，起病急骤者，见于湿热上蒸证或眼内出血；缓慢发生者见于肝肾不足证或气血亏虚证。固定不飘动者，多为早期圆翳内障，为肝肾亏虚所致。

7. 起立时眼前发黑

久蹲突然站起，或突然蹲下，而致头昏眼前发黑，站立不稳。

多见于体质虚弱、气血两虚证等。

8. 眼前如蚊蝇飞舞

眼前黑影飘浮不定，有如蚊状飞舞。见于气血两虚证，或高度近视等。

9. 眼前生花

眼前黑花飞舞。见于阴虚火动证、肝肾不足证，或云雾移睛等。

10. 眼前闪光

眼外观正常，自觉眼前有白光闪烁，时发时止。见于肝肾亏虚证，或高度近视、年老体弱等。

11. 眼前云雾飘移

眼前出现团块状暗影飘移不定。见于水轮湿热蕴结证、水轮气滞血瘀证、水轮阴亏证、水轮气虚血亏证，或云雾移睛、血灌瞳神等。

12. 荧星满目

眼前黑朦而看见闪烁的亮点，犹如夜空闪烁的荧星。见于水轮湿热蕴结证、水轮气滞血瘀证、水轮阴亏证、水轮气虚血亏证，或云雾移睛、血灌瞳神等。

13. 视歧

视一物为二物而不清。见于水轮湿热蕴结证、水轮气滞血瘀证、水轮阴亏证、水轮气虚血亏证，或云雾移睛、血灌瞳神等。

14. 妄见

看见现实中并不存在的各种现象。见于痰气郁结证、痰火扰心证、阴虚火旺证、气血两虚证、热入血室证等。

15. 复视

视一为二，视物出现双重物影。见于风邪入络证、肝肾不足证等。

16. 视物变形

病眼外观正常，唯视物歪斜，形态失真。见于肝郁血滞证、脾失健运证、肝肾阴亏证等。

17. 视物颠倒

视物上下颠倒。见于肝郁血滞证、脾失健运证、肝肾阴亏证等。

18. 视定反动

视物变形，伴有双重物影，且有移动感。见于阴虚血少证等。

19. 视直如曲

视物的形态发生异常，直线条变得弯曲。见于肝郁血滞证、脾失健运证、肝肾阴亏证等。

20. 视正反斜

视正物而发生倾斜。见于肝郁血滞证、脾失健运证、肝肾阴亏证等。

21. 视大为小

视大物而成小物。见于肝郁血滞证、脾失健运证、肝肾阴亏证等。

22. 视小为大

视小物而成大物。见于肝郁血滞证、脾失健运证、肝肾阴亏证等。

23. 视瞻有色

病眼外观无异常，而视物模糊，自觉眼前有一片带色阴影遮隔。见于肝经郁热证等。

24. 视物易色

两眼不能正常辨认物体颜色。见于水轮阴亏证、肝气郁滞证、水轮亏虚证等。

25. 目胀

指一侧或两侧目珠胀痛不适。见于阴虚血瘀证、阴虚阳亢证、火毒炽盛证、水轮气滞血瘀证，或突起睛高、物伤睛突、珠突出眶等。

26. 眼干燥

自觉眼部干涩，欠润。见于脾气虚证、肝热脾虚证、脾肾阳虚证，或疳眼等。

27. 眼砂涩

眼部干涩如有沙砾磨涩。见于沙眼病，热盛动血证、痰浊凝聚证、热毒壅滞证，或睑内结石、鱼子石榴等。

28. 眼球胀硬

眼部胀痛，如石硬。见于气火上逆证、气血郁闭证，或青风内障、绿风内障等。

29. 羞明

目珠每遇明亮温暖场所，即感眼睛涩痛，眼睑难睁。见于风寒犯目证、风热犯目证、气虚风热证、肝肾亏虚证，或倒睫拳毛、异物入目、暴风客热、天行赤眼、聚星障、凝脂翳、瞳神紧小、偏头风等。

30. 目痒

睑边、眦内痒，甚则痒连睛珠，痒极难忍为主症，但睛珠完好，视力也正常。见于风邪犯目证、风热犯目证、风热夹湿证、血虚生风证，或椒疮、粟疮、赤丝虬脉、赤脉传睛、暴风客热、天行赤眼、睑弦赤烂、风赤疮痍等。

31. 目痒如虫行

目珠奇痒难耐如有小虫爬行。见于风邪外袭证，或眼内风痒等。

32. 眼内迎风作痒

遇风则目珠作痒，避风则缓，多伴流泪。见于外感风热证。

33. 雀目

白昼视力正常，每到黄昏则视物不清。见于雀目病，水轮气虚络痹证、水轮阳虚络痹证、肝肾亏虚证，或高风内障等。

34. 视野缩窄

患者周边视力下降，视觉范围缩小。见于肝肾精亏证、脾肾阳虚证等。

35. 不辨三光

看不清外界事物，即视力丧失。见于圆翳内障等。

36. 失明

视力完全丧失。见于肝郁气滞证、水轮湿热证、水轮气血瘀滞证、水轮实热证等。

37. 暴盲

骤然一眼或双眼视力迅速下降，以致视力丧失的内障症状。多见于暴盲病，或肝气上逆证、肝火上亢证，或脉道瘀滞证等。

38. 视近物不清

视近距离事物不清楚。见于肝肾亏虚证，或老视（远视）等。

39. 视远物不清

视较远距离的事物不清楚。见于肝肾亏虚证、肝血虚证、脾气虚证、心气虚证，或近视等。

（二）耳、鼻、咽喉、口腔不适类

40. 耳鸣

耳中有鸣响声，或大或小，或高或低。见于风热袭肺证、肝火亢盛证、肝阳上亢证、肝血虚证、肾阴虚证、肾气不足证、心肾不交证、脾胃气虚证、气滞血瘀证等。突起耳鸣见于血瘀耳窍证、痰火闭耳证、肝火燔耳证，或气厥、风眩、耵耳、异物入耳、暴聋耳鸣、脑瘤、耳眩晕等。经常耳鸣见于肝肾阴虚证、肾气虚证、肾精亏虚证、气虚耳窍失充证、血虚耳窍失养证、血瘀耳窍证，或耳闭等。

41. 耳鸣如雷

耳内鸣响，声音洪大如雷，音调低。见于肝风痰火证、表寒里热证、风热挟湿证，或雷头风等。又称耳鸣轰轰、耳鸣隆隆。

42. 耳鸣如潮

耳鸣如闻潮声，或声大如闻蛙叫。见于肝风痰火证、表寒里热证、风热挟湿证等。

43. 耳如蝉鸣

耳内鸣响，声音细小，音调高，如闻蝉鸣。见于肾精亏虚证、肾气虚证、痰火郁结证、肝血虚证、阴虚耳窍失濡证、阳虚耳窍失煦证等。

44. 重听

听力减退，听音不清，且声音重复，或嗡嗡回声。见于肾精亏虚证、痰浊上蒙证、风邪上袭证等。

45. 耳闭

听音不清，耳如蒙蔽，或听力减退。见于风热袭肺证、肝火亢盛证、肝阳上亢证、肝血虚证、肾阴虚证、肾气不足证、心肾不交证、脾胃气虚证、气滞血瘀证等。又称耳背。

46. 听力减退

听力下降，听音不清。见于风寒袭肺证、肝血虚证、肾虚证，或老年聋、暴聋、久聋等。

47. 耳聋

不同程度的听力减退，甚至听觉丧失，不闻外声。见于风热袭肺证、肝火亢盛证、肝阳上亢证、肝血虚证、肾阴虚证、肾气不足证、心肾不交证、脾胃气虚证、气滞血瘀证等。又称失听。突然耳聋见于血瘀耳窍证、痰火闭耳证、肝火燔耳证，或气厥、风眩、耵耳、异物入耳、暴聋耳鸣、脑瘤、耳眩晕等，又称耳暴聋。耳渐聋多见于精气虚衰，不能上充清窍，属虚证。间歇耳聋见于肝阳上亢证、痰湿中阻证、肝肾阴虚证、阴阳两虚证，或风眩、神劳、虚眩、血劳、髓劳等。

48. 耳痒

耳部包括耳廓和外耳道作痒。多见于风热犯耳证、心肝火热证、风湿热毒证，或耳疮、耳疖、旋耳疮、耳冻伤等。

49. 耳内胀闷

耳内作胀，堵塞感。见于风热犯肺证、肝胆湿热证，或耳胀闷病、咽鼓管异常开放等。又称耳胀。

50. 耳内堵塞

耳内有闭塞感，如有异物阻塞。见于风热犯耳证、痰湿泛耳证，或耳胀病、耵耳、异物入耳等。

51. 鼻不闻香臭

嗅觉减退，甚则不辨香臭。见于肺经风热证、胆腑郁热证、脾经湿热证、肺胃郁热熏鼻证、阴虚鼻窍失濡证、气虚鼻窍失充证、血虚鼻窍失养证、气滞血瘀鼻窍证，或鼻渊、鼻槁等。又称失嗅、鼻聋。

52. 幻臭

嗅觉过敏，自觉有异常气味，或味淡而自感气味刺鼻。见于心肝郁热证、心脾两虚证、阴虚火旺证等。

53. 嗅觉减退

嗅觉不灵敏，分辨气味困难。见于肺经风热证、胆腑郁热证、脾经湿热证、肺胃郁热熏鼻证、阴虚鼻窍失濡证、气虚鼻窍失充证、血虚鼻窍失养证、气滞血瘀鼻窍证，或鼻渊、鼻槁等。

54. 鼻塞

鼻堵塞，鼻不通气，呼吸之气通过鼻腔时受阻。见于外感风寒证、外感风热证、风寒表证、肝胆湿热证、肺脾气虚证、肺肾阳虚证、气滞血瘀证，或异物入鼻、慢性单纯性鼻窒、慢性肥胖性鼻窒、鼻鼽、鼻槁、鼻渊、鼻息肉、鼻窦痰包、鼻腔肿瘤、伤风感冒等。又称鼻窒。

55. 交替性鼻塞

两侧鼻孔交替性堵塞，此起彼伏。见于肺脾气虚证，或鼻鼽等。

56. 间歇性鼻塞

鼻腔堵塞感时轻时重。见于肺经郁热证，或鼻鼽、慢性单纯性鼻窒等。

57. 鼻痒

鼻腔作痒，或因痒而嚏，或鼻痒痛。见于风热湿邪犯鼻证、阴虚鼻窍失濡证，或急性鼻疮、急性鼻疳、慢性鼻疮、慢性鼻疳、伤风感冒等。

58. 喷嚏

鼻中因痒而气喷作响，是人体阳气振作以抗邪的一种表现。如喷嚏频作，并伴有其他不适症状，则为病态。见于风寒袭鼻证、肺虚鼻窍失煦证、脾虚鼻窍失煦证、阳虚鼻窍失煦证、郁热熏鼻证，或伤风鼻塞、感冒、麻疹初期、鼻鼽等。

59. 鼻内酸胀

鼻窍或鼻根有酸楚胀闷感。见于风热壅肺证、肺气虚证、肺脾气虚证、痰火阻肺证、肺虚感寒证等。

60. 鼻内胀痛

自觉鼻窍胀满堵塞疼痛。见于风热壅肺证、痰火阻肺证，或鼻窦痰包染毒等。

61. 鼻内干燥

鼻窍内干燥，或干涩不适。见于肺胃郁热熏鼻证、燥伤鼻窍证、阴虚鼻窍失濡证、气虚鼻窍失充证，或鼻槁、液脱、干燥病等。又称鼻干。

62. 鼻内灼热

自觉鼻腔内灼热感，或出气灼热。见于燥伤鼻窍证、阴虚鼻窍失濡证、气虚鼻窍失充证等。

63. 口鼻气冷

自觉进出口鼻之气寒冷。见于肺虚感寒证等。

64. 咽干

咽部干燥或干涩，甚或吞咽不适。见于风热袭肺证、脾胃热盛证、肝胆郁热证、阴虚咽喉失濡证、气虚咽喉失充证、热盛伤津证，或干燥病、急性咽喉病、急性外感病、高热病、慢喉痹、慢乳蛾、久喑等。

65. 喉干

喉咙部干涩，发声呼吸不利。见于风热袭肺证、脾胃热盛证、肝胆郁热证、阴虚咽喉失濡证、气虚咽喉失充证、热盛伤津证，或干燥病、急性咽喉病、急性外感病、高热病、慢喉痹、慢乳蛾、久喑等。

66. 失音

突然不能发声。见于血溢声户证、外感风寒或风热证、痰湿壅肺证、阴虚火旺证、火热袭肺、肝气犯肺、肾虚证、脾虚证，或暴喑、久喑、声带瘫痪、金创失音、急喉风等。又称喑、喉喑。

67. 声音嘶哑

发声时声音干涩，或发声不畅，断续不清，称为嘶；或哑然失音。见于外感风寒或风热证、痰湿壅肺证、阴虚火旺证、血溢声户证，或暴喑、久喑、声带瘫痪、金创失音、急喉风等。又称音哑。

68. 咽痒

咽部作痒。见于风热袭肺证、燥邪犯咽证、风热表证、风寒表证，或感冒、喉核、急慢性喉痹、暴喑、久喑、肿瘤、咽角化证等。

69. 喉痒

自觉喉咙部位作痒，或伴咳嗽、咽干、声音嘶哑、鼻干。见于燥邪犯咽证、风热表证、风寒表证，或感冒、喉核、急慢性喉痹、暴喑、久喑、肿瘤、咽角化证等。

70. 咽喉灼热

咽喉部烧灼不适。见于阴虚内热证、肝经蕴热证、心经蕴热证等。

71. 咽部堵塞感

自觉咽喉部似有物梗阻不适，咯之不出，咽之不下，出气不利，但并不妨碍进食。见于心脾两虚证、肝气郁结证、肝郁脾虚证、肝胃不和证、阴虚肝郁证，或梅核气、慢喉痹、茎突综合征、咽喉肿瘤、食管瘅、胃病、血劳等。又称喉中梗阻感。

72. 咽部紧缩感

自觉咽部干涩紧缩不利。见于阳虚寒滞证、痰火壅喉证等。

73. 咽喉不利

吞咽发音不适，吞咽不利。见于肝郁气滞证、痰气阻膈证、热扰胸膈证、痰瘀阻膈证、津液亏虚证、脾胃虚寒证，或食道癌、梅核气、食管痹、食管瘅、膈疝、心痹、心衰、软脚瘟、脑瘤、肉痉、肌痿、痿痹、风痱、颌下痈、上腭痈等。

74. 咽喉异物感

咽喉部似有异物梗塞，咯之不出，咽之不下。见于心脾两虚证、肝气郁结证、肝郁脾虚证、肝胃不和证、风寒袭咽证、风热侵咽证、胃火燔咽证、阴虚肝郁证，或乳蛾、梅核气、慢喉痹、茎突综合征、咽喉肿瘤、食管瘅、胃病、血劳、喉痹等。

75. 咽中如有梅核

咽喉部似有异物梗塞，如梅核，咯之不出，咽之不下。见于肝气郁结证，或梅核气等。又称梅核气。

76. 咽中如有炙炳

自觉咽喉梗塞不适，如有物梗，伴有灼热感。见于阴虚肝郁证，或女性更年期等。

77. 吞咽不利

吞咽食物感觉困难，或伴进食慢。见于肝郁气滞证、痰气阻膈证、热扰胸膈证、痰瘀阻膈证、津液亏虚证、脾胃虚寒证，或食道癌、梅核气、食管痹、食管瘅、膈疝、心痹、心衰、软脚瘟、脑瘤、肉痉、肌痿、痿痹、风痱、颌下痈、上腭痈等。

78. 吞咽困难

吞咽食物难下，或将饮食吐出。见于肝郁气滞证、痰气阻膈证、热扰胸膈证、痰瘀阻膈证、津液亏虚证、脾胃虚寒证，或食道癌、梅核气、食管痹、食管瘅、膈疝、心痹、心衰、软脚瘟、脑瘤、肉痉、肌痿、痿痹、风痱等。

79. 吞食梗塞

吞咽食物难下，梗于胸中。见于肝郁气滞证、痰气阻膈证、热扰胸膈证、痰瘀阻膈证、津液亏虚证、脾胃虚寒证、急喉风、风热侵喉证、痰热搏结证、痰热动风证，或食道癌、梅核气、食管痹、食管瘅、膈疝、心痹、心衰、软脚瘟、脑瘤、肉痉、肌痿、痿痹、风痱等。若饮水难下，吐出，称为饮水梗塞。

80. 牙齿酸弱

牙齿咀嚼食物时酸弱无力，或遇酸、冷、甜时感觉酸楚不适或酸痛。见于风寒外袭证、风热侵袭证、胃火炽盛证、虚火上炎证等。

81. 啮齿

上、下牙齿自觉不自觉地相互磨切，格格有声。见于风寒束表证、心脾积热证、食滞胃肠证、蛔虫病、气血两虚证、热盛动风证、阴虚动风证等。又称龂齿、啮齿有声。

82. 唇痒

口唇瘙痒，或伴肿胀，或伴干裂。见于胃火炽盛证、心脾积热证、燥证，或唇风。

83. 口唇发麻

口唇皮肤知觉减退或消失，不知痛痒。见于中风、风痰阻络、脾胃热盛证等，或乌头类中毒、风眩、茧唇等。又称口唇麻木、唇麻、唇木。

84. 唇干

口唇干燥，欲以水润之。见于燥证，或唇风等。

85. 咀嚼困难

咀嚼食物时口腔感觉疼痛、无力或不顺利，而影响咀嚼。见于牙痛、中风、口僻、面风痛、风痱、滞颐等。

86. 咀嚼无力

无力咀嚼食物。见于中风、口僻等。

87. 张口困难

自觉张口困难，甚至不能张口。见于中风入脏证、风痰阻络证，或颐痈、牙关痈、下颌关节病、口摄、茧唇、口噤、痉病、惊风等。

第二章

舌、脉象及小儿指纹

一、舌象

1. 舌淡红

舌体颜色淡红润泽，白中透红。见于健康人，病情轻浅、气血未伤者。

2. 舌淡白

较正常舌色淡，白色偏多红色偏少。见于气血两虚证、阴寒内盛证等。

3. 舌枯白

舌色淡白，干枯少津，甚则舌面毫无津液。见于阳虚证等。

4. 舌红

舌色较正常舌色红，呈鲜红色。见于热证。

5. 舌绛

较红舌更深，或略带暗红色。见于热盛证等。

6. 舌紫

舌呈紫色，或色紫带绛，晦然不泽，或紫中带青而滑润。见于血瘀证、寒证、热入营分证等。

7. 舌青

舌呈均匀青色。见于阴寒证、血瘀证等。

8. 舌蓝

舌色青黑，润泽或欠光泽，见于血瘀证、危重病证或化学品中毒。若舌质由淡紫转蓝，舌苔由淡灰转黑，或苔白如霉点、糜点，主病危重难治。

9. 舌有白星

舌面红而起白色星点。见于热毒炽盛证、湿热证、脾虚证等，或口疮舌将糜烂。

10. 舌如杨梅

舌质红，或暗红带紫，伴生点刺，见于脏腑阳热亢盛、血分热盛证等。

11. 舌有红星

舌蕈状乳头增大，数目增多，乳头充血水肿，大者称星，小者称点，色红者称红星舌。见于湿热证、瘟毒入血证、热毒乘心证、湿热蕴于血分证等。

12. 舌如猪腰

舌色暗红，有浅裂纹或凹凸不平，或边缘不整齐，如去膜的猪腰，多见于热病伤阴证，胃气将绝，主病危。

13. 舌色赭黑

舌色极暗，少光泽，如赭带黑，见于肾阴将绝，主病危。

14. 舌如火柿

舌色紫红带黄，无光泽，如火柿色，或色紫而干晦如猪肝色，见于内脏败坏，主病危。

15. 舌有紫斑

舌面有暗紫色的瘀血斑块。见于外感病热入营血证、气血瘀滞证，内伤病血瘀证。

16. 舌有瘀点

舌面有小的暗紫色瘀血点。见于瘀血内阻证。

17. 舌荣

舌体红活明润。是健康的标志，即使有病，预后良好。

18. 舌枯

舌体干晦枯萎，没有光泽。见于脏腑败坏，诸病皆凶。

19. 舌老

舌质纹理粗糙，形色坚敛。见于实证。

20. 舌嫩

舌质纹理细腻，其色娇嫩，其形多浮胖。见于虚证。

21. 舌大

舌体较正常偏大，伸舌满口，或伴有齿痕。见于水湿痰饮证，或热毒、酒毒等证。若舌大兼胖，称为舌胖大，或胖大舌，见于阳虚证、水湿痰饮证等。

22. 舌小

舌体较正常偏小，或兼枯薄。见于气血两虚证、阴虚火旺证等。若舌小兼瘦，称为舌瘦小，或瘦小舌，见于阴虚火旺证，或禀赋不足等。

23. 舌胖

舌体较正常偏厚，或兼嫩，或有齿痕。见于阳虚证、水湿痰饮证等。舌胖兼嫩，称为舌胖嫩。

24. 舌瘦

舌体瘦小枯薄。见于气血两虚证、阴虚火旺证等。又称舌瘦薄。

25. 舌肿胀

舌体肿胀，色鲜红或青紫不能收回口中。见于心脾热盛证、外感湿热证等。又称肿胀舌。

26. 舌有齿痕

舌边凹凸不齐，甚则似锯齿状。见于脾虚证、水湿内盛证等。

27. 舌起芒刺

舌上蕈状乳头肿胀或高突，出现粗糙尖刺，抚之碍手。见于火热炽盛证、血分实热证等。

28. 舌有裂纹

舌面上出现各种形状的裂纹、裂沟，深浅不一，多少不等。见于热盛伤津证、血虚不润证等。舌心裂纹多提示阴虚证。

29. 舌短缩

舌体蜷缩，紧缩，不能伸长，严重者舌不抵齿。多为病情危重的征象，或见于寒凝经脉证、气血虚衰证、热病伤津证、风痰阻络证等。

30. 舌卷

舌头卷曲回缩，转动不灵，言语不清者。见于热入心包证、热瘗动风证，或痉病、中风等。

31. 绊舌

舌系带短小，或舌体短小，舌卷不伸，或转动不灵。多为先天性缺陷、先天愚痴等，或见于热伤阴津重证。

32. 舌体痿软

舌体软弱无力，不能随意伸缩回旋。见于气血两亏证、热灼津伤证、阴亏已极等。

33. 舌纵不收

舌体软弱弛缓，伸出口而不能正常收回。见于实热内踞、痰热入心或气虚证等。

34. 舌体强硬

舌体失其柔和，卷伸不利，或板硬强直，不能转动。见于热入心包证、高热伤津证、风痰阻络证等。

35. 舌体歪斜

伸舌时舌体歪向一侧，以前半部明显。见于肝风挟痰证、痰瘀阻滞经络证等，或中风。

36. 舌颤动

伸舌时舌体颤动不定，不能控制。见于气血虚衰证、热极生风证、肝阳化风证等。又称舌颤、颤动舌。

37. 吐舌

舌伸于口外不即回缩。见于热盛风动证、脾肾虚热证，或痫病等。

38. 弄舌

伸舌即回缩如蛇蜷，或反复舐口唇周围，摇动不宁。见于热盛风动、脾肾虚热证，或痫病等。

39. 啮舌

不自主地自咬舌头。病危重时见，多预后不佳。

40. 舌謇语涩

舌体僵硬，言语不利，甚至不能正常言语。见于高热伤津、风痰阻络证等。

41. 舌麻

自觉舌体麻木感，或感觉减退，或运动不灵，或可并见舌强。见于血虚证、肝风内动证、风气挟痰证等，或中风、风眩等。又称舌麻痹、舌麻木、舌木。

42. 舌干

舌面干燥，津液不足。见于热病、阴虚证、湿浊内阻证等。

43. 舌如沙皮

舌面粗糙起刺，如砂皮，或干燥枯裂，见于津液枯竭，主病危。

44. 舌如干荔

舌体敛束而无津，色暗红，无光泽，形如干荔肉。见于津枯热炽，主病危。

45. 舌光

舌面光洁无苔，平滑如镜。见于胃气、胃阴枯竭，主病危。

46. 舌生疮

舌上或舌边生疮疡，如粟米大，散在舌之各处。由心经火毒上攻而成者，疮多凸于舌面而痛。若下焦阴虚，虚火上浮而成者，疮多凹陷不起，亦不痛。又称红点舌、坐舌莲花风。

47. 舌面生疔

舌面上生紫疱，形似豆而坚硬，伴寒热疼痛。见于心脾火毒上攻。

48. 舌溃疡

舌体局部溃烂，形成局限的溃疡面。见于胃热证、脾虚化火证，或口疮等。

49. 舌痈

舌体局部表面红肿疼痛，或有小溃疡。见于心经火热亢盛证等。生于舌下者，多为脾肾积热。

50. 舌菌

舌生恶肉，初如豆大，逐渐头大蒂小，似菜花，或形似蕈，或表皮溃烂，流涎恶臭，剧痛碍食。见于舌菌、舌岩，或心脾毒火证等。

51. 舌破裂出血

因舌抓破或咬破等外伤导致的舌面出血。

52. 舌出血

舌上黏膜出血。见于血热妄行、气不摄血等。

53. 舌下痰包

舌下肿胀，长有质软光滑的包囊，囊内积有无色、黄色的蛋清样液体。见于舌下痰包病，或痰火蕴结、脾虚湿阻、气滞血瘀等证。

54. 重舌

舌下皱襞肿起，似又生一层小舌。见于重舌病，或心火亢盛证等。

55. 莲花舌

舌下两三处肿起，连贯而生。见于热毒亢盛、肝胆火盛、外感邪气与内热相结等。

56. 舌下脉络青紫

舌体翘起，见舌下脉络清晰，色青紫。见于气滞血瘀、挟痰瘀阻等证。

57. 舌下脉络迂曲

舌体翘起，见舌下脉络增粗，走行弯曲。见于气滞血瘀证等。

58. 苔薄

透过舌苔能隐隐见到舌体。见于正常人，或表证初起。

59. 苔厚

不能透过舌苔见到舌体。主病位在里，病情较重。多见于肠胃宿食、痰浊停滞等。

60. 苔润

舌苔干湿适中，不滑不燥。疾病过程中见润苔提示体内津液未伤。

61. 苔滑

舌面水液过多，扪之湿而滑利，甚则流涎欲滴。为水湿之邪内聚的征象，见于寒证、湿证。

62. 苔燥

舌苔望之干枯，扪之无津而涩。多为体内津液已伤。

63. 苔糙

舌苔干结，颗粒粗糙，津液全无。见于热盛伤津之重症。

64. 苔有裂纹

舌苔上有龟裂，或纵或横。为舌体失养所致，见于血虚、阴津耗损等。

65. 苔腻

苔质颗粒细腻而致密，融合成片，中间厚周边薄，紧贴于舌面，揩之不去，刮之不易脱落。见于湿、浊、痰饮、食积等证。

66. 苔垢腻

舌苔腻而垢浊。见于湿、浊、痰饮、食积等证。

67. 苔黏腻

腻苔上罩有一层白色或透明的黏稠液体。多为脾胃湿浊之邪上泛所致。

68. 苔滑腻

腻苔湿润滑利。见于痰浊、寒湿内阻等证。

69. 苔燥腻

腻苔干燥少津。见于湿热化燥证。

70. 苔松

苔质疏松，颗粒明显。多见于食积、浊邪证，或与腐苔并见。

71. 苔腐

苔质颗粒较粗大而根底松浮，边中皆厚，揩之可去，或成片状脱落，舌底光滑。见于胃气衰败、湿浊上泛等证。

72. 剥苔

舌苔全部或部分剥落，剥落处舌面光滑无苔。见于胃气匮乏、胃阴枯涸、气血两虚等证。

73. 苔前剥

舌前部苔剥落，与心的病变有关。

74. 苔中剥

舌中部苔剥落，与脾胃病变有关。

75. 苔根剥

舌根部苔剥落，与肾的病变有关。

76. 苔花剥

舌苔剥脱不全，剥落处光滑，余处斑驳残存舌苔，或伴苔腻滑，见于湿浊未化证等。

77. 苔类剥

舌苔剥脱处并不光滑，似有新生颗粒，或伴舌淡，见于血虚证、气血两虚证等。

78. 苔剥如地图

舌苔大片剥落，边缘突起，界限清楚，成地图样，剥落部位时时转移。多见于小儿虫积证等。又称地图舌。

79. 苔偏外

舌苔布于舌体偏舌尖处。见于邪虽深入却未深，但有胃气先损。

80. 苔偏内

舌苔布于偏舌根处。见于里邪虽减，胃滞依然，或素有痰湿等。

81. 苔偏左

舌苔分布不匀，左侧有苔或苔多，右侧无苔或苔少。见于肝胆或半表里的病证。

82. 苔偏右

舌苔分布不匀，右侧有苔或苔多，左侧无苔或苔少。见于肝胆或半表里的病证。

83. 有根苔

舌苔紧贴舌面，揩之舌苔不脱。有胃气，或见于实热证等。

84. 无根苔

舌苔疏松铺于舌面，揩之则舌苔脱落，舌面光滑。无胃气，多见于正气虚衰。

85. 苔白

舌体表面苔色白。见于表证、寒证、湿证。又称白苔。

86. 苔薄白

舌上见薄薄一层白色舌苔，透过舌苔可以看见舌体。见于风寒、湿寒之邪侵犯肌表等证。又称薄白苔。

87. 苔白厚

舌体被白苔覆盖，不能透过舌苔看到舌色。见于风寒邪盛、寒湿踞于中焦等证。又称白厚苔。

88. 苔白干

舌苔色白而欠津，见于风热表证。又称白干苔。

89. 苔如积粉

苔色白或灰白，舌面如积粉，厚薄不均匀，扪之不燥。多见于外感温热病、秽浊湿邪与热毒相结等证。又称积粉苔。

90. 苔如雪花

苔色洁白光亮，分布不均匀，形状如片片雪花。见于脾阴衰败，寒湿凝闭等。又称雪花苔。

91. 苔黄

舌苔色黄。多见于脾胃病，或里证、热证。又称黄苔。

92. 苔薄黄

薄苔上出现均匀的浅黄色。多见于风热表证、风寒化热入里证等。又称薄黄苔、淡黄苔。

93. 苔厚黄

苔较厚，色黄而深。见于湿热证、热重于湿之证。又称厚黄苔、深黄苔。

94. 苔焦黄

舌苔正黄色，中夹有灰褐色。见于湿热证、热极之证。又称焦黄苔、老黄苔。

95. 苔黄白相兼

苔部分黄色，部分白色。见于肝胆郁热证。又称苔白黄。

96. 双黄苔

在薄白苔上两旁各呈一条黄苔。见于热入少阳证、胃肠热盛证等。

97. 半黄半白苔

舌苔左右各半黄白色。见于肝胆郁热证。

98. 根白尖黄苔

舌苔根部色白，其余各部黄色。见于少阳阳明合病、胃肠燥热证。

99. 根黄尖白苔

舌苔根部色黄，其余各部白色。见于下焦湿热证。

100. 黄滑苔

苔淡黄而润滑多津。见于阳虚寒湿证、痰饮化热证、阳虚之体感受湿热之邪等。又称苔黄滑。

101. 苔如黄瓣

苔黄而干涩，中有裂纹如花瓣形。见于邪热伤津、燥结腑实证等。

102. 苔灰黑

舌苔色灰黑，或润或燥，多由白苔或黄苔转化而成。多见于热极伤阴、阳虚阴甚、肾阴亏损、痰湿久郁等。浅黑色称为灰苔，见于实证、热证。较灰苔深称为黑苔，多由灰苔或焦黄苔发展而来，多见于疼痛病的严重阶段，寒、热、虚、实证皆可出现。

103. 苔如霉酱

苔黄赤兼黑。多见于胃肠先有宿食湿浊，积久化热，熏蒸秽浊上泛舌面，血瘀气滞或湿热夹痰。又称霉酱苔。

104. 苔白腻

腻苔色白。多见于湿浊内阻证、痰饮内停证、食积等。

105. 苔黄腻

指舌表面有一层黄色浊腻苔，其苔中心稍厚，边缘较薄，属腻苔。见于湿热蕴结证、食积热腐证、痰饮化热证等。

106. 苔如脓腐

苔腻而厚，且其上有一层黏厚液如疮脓。多由内痈引起。

107. 苔如霉

舌上生糜点如饭粒，甚则蔓延至舌下或口腔周围揩之可去，旋即复生，揩去处舌面多光剥无苔。多为胃体腐败，津液化为腐浊所致。

108. 苔霉腐

舌面一层白膜或见如饭粒样糜点。见于气阴两虚、湿热秽浊之邪泛滥。

二、脉象

1. 脉浮

指脉动显现部位浅表，轻按即得，重按反减，举之有余，按之不足。见于外感表证，或风水、皮水、虚劳类疾病、肝积肿瘤、邪闭喘咳等。

2. 脉沉

脉动显现部位较深，轻按不应，重按始得，举之不足，按之有余。见于里证、寒证、阴证，或留饮水肿、亡血失精、寒疝腹痛、湿痹关节等。

3. 脉迟

脉来缓慢，一息三到四至（一分钟不满60次）。见于胃阳虚证，或胸阳不畅、结胸、癥瘕、沉寒痼冷、热入血室等。

4. 脉数

脉来急促，一息五到六至（每分钟90次以上）。见于外感邪热、胃热证、阴虚证，或肠热下痢、肺痿、肺痈、宿食、疮疡、肠痈、狐惑、百合病、虚劳等。

5. 脉虚

脉动势弱力薄，举之无力，按之空豁，应指松软。是一切无力脉的总称，见于气血两虚证、气虚证，或肺痿、伤暑、多汗、惊悸等。

6. 脉实

脉来充盛有力，其来势盛去亦盛，应指幅幅，举按皆然。是一切有力脉的总称，见于邪气有余、食滞，或胁痛、痈疽疮疡等。

7. 脉洪

脉形宽大，来盛去衰，来大去长，应指浮大而有力，滔滔满指，成波涛汹涌之势。见于热证，主邪热亢盛。若略洪见于夏季，为正常脉象。

8. 脉细

脉体细小，其脉气来去连续无间断，故应指常有而不绝。见于阳虚证、血虚证、阴虚证等。

9. 脉弱

脉来位沉，体细，其势软弱无力，需重按始得浮取则无脉搏跳动。见于气血两虚证、元气虚证、阳虚证等。

10. 脉弦

脉来形直体长，搏动稳重且弛张度较大。见于肝气郁结证、肝阳上亢证、气滞证，或痉病、痫、水气、疟疾、腹痛等病。若略弦见于春季，为正常脉象。

11. 脉紧

脉势绷急，紧张有力，如牵绳转索。见于寒证、风寒袭表之伤寒，或疼痛、惊风、宿食等。

12. 脉滑

脉来应指圆滑如珠，搏动流利，有回旋转动，圆滑自如的感觉。见于实热证、蓄血证，或痰饮、食滞等证。

13. 脉涩

脉来形细，搏动往来迟滞坚涩，不流利，应指如轻刀刮竹。见于伤精、血少、血瘀证，或血痹、脱液、失血、虚劳、积聚等。

14. 脉濡

脉来位浮，形细，势软，搏动力弱，不任重按，按之则无形。见于虚证、气虚证、亡血证，或湿困脾胃等证。

15. 脉缓

脉来一息四至，稍快于迟脉。脉来从容和缓为平缓脉，正常；若来去怠缓无力，或兼迟细或兼滑大则为病脉，见于脾气虚证、虚寒证，或气血两虚、湿邪阻遏阳气等证。

16. 脉结

脉来速率迟缓，时而有一次歇止，止后又再搏动，歇止无一定规律。见于气滞血瘀证、元气虚证、蓄血证，或宿食、气郁、虚损等病。

17. 脉代

脉来时有一止，止有常数，每次间歇时间或长或短。见于血瘀证、心气亏虚证，或胸痹心悸、脏气衰惫等。

18. 脉微

脉来极细极软，按之欲绝，似有若无，体象模糊，浮候沉候无明显区别。见于气血两虚证、气虚证、血虚证、阳虚证、阴阳两虚证，或失精、崩中、亡阳等。

19. 脉散

脉来浮大涣散，按之消失，或伴节律不齐，或脉力不匀。见于气虚证、血虚证、元气离散证，或心脏疾病等。

20. 脉芤

脉来轻取浮大而软，按之中央独空，两旁脉形可见。见于失血证、血虚证、汗吐伤液，或失精、遗泄等病。

21. 脉短

脉体短缩，不能满部，不及正常脉象之长，或应指的形象是寸部、尺部俯而沉下，中间浮起，唯以关部明显。见于气虚证、痰气、食积、气逆等证。

22. 脉长

脉体较长，超过本部，可上至鱼际，下至尺后，其特点是长直。见于肝病、气逆、火盛、痰浊阻滞证，或癫痫、疝气等。向前逾寸部至鱼际，称为溢，向后逾正常尺部，称为覆。

23. 脉小

脉体细且短。见于气虚证、阳虚证、诸虚劳损、虚寒证，或胃虚腹胀、肺虚咳喘等病。

24. 脉大

脉体阔大且长，但无汹涌之势。见于阳热邪热盛有余，或亡血证。若大而无力见于虚劳病等。

25. 脉伏

脉隐伏于筋下，附于骨上，浮取、中取、沉取均不见，诊察时需用力按于骨上，然后推动筋肉才能触到脉搏，甚或伏而不见。见于实邪内伏、气滞血瘀证、气闭、热闭、寒闭、痛闭、水饮阻滞证、疼痛、久病正虚、心阳虚证，或霍乱、寒厥等。

26. 脉牢

是沉、实、大、弦、长五种脉象复合而成，其脉位在深部，轻取中取均不应，形大体长，势微弦，力强，坚牢不移。见于寒瘕、气结、心腹疼痛、风痉等病证。

27. 脉促

脉来速率快，在搏动过程中时有间歇，但歇止没有一定规律，止后复搏动。见于阳盛火亢、痰积、心气虚证、气滞证、血瘀证等。

28. 脉疾

脉来急疾，快于数脉，一息脉来七、八次，相当于每分钟 140 次以上。见于阳亢证、热盛动风或亡阳证等。

29. 脉动

脉形圆体短如豆兼滑数，应指明显有力，关部犹为明显，且动摇不定。见于阴阳相搏证、惊恐、心悸、疼痛、气结等病证。

30. 脉革

脉来浮取劲急搏指，按之空虚无力，中空外坚。见于气虚不固、血虚证、虚劳疾病、亡血、精血亏虚证，或失精、漏下等病。

31. 釜沸脉

脉在皮肤，浮数之极，至数不清，如釜中之沸水，浮泛无根。

见于三阳热极、阴液枯竭、脏腑衰败等证。为无根脉。

32. 鱼翔脉

脉在皮肤，头定而尾摇，似有似无，如鱼在水中游动。见于三阴寒极、亡阳证。为无根脉。

33. 虾游脉

脉在皮肤，来则隐隐其形，时而跃然而去，如虾游冉冉，忽而一跃的状态。见于阴绝阳败。为无根脉。

34. 屋漏脉

脉在筋肉之间，如屋漏残滴，良久一滴，即脉搏极迟缓，溅起无力。见于气血营卫源绝。为无神脉。

35. 雀啄脉

脉在筋肉之间，连连数急，三五不调，止而复作，如雀啄食之状。见于脾气绝。为无神脉。

36. 解索脉

脉在筋肉之间，乍疏乍密，如解乱绳索，时快时慢，散乱无序。见于肾气亡、命门绝。为无神脉。

37. 弹石脉

脉在筋骨之间，如指弹石，辟辟凑指，毫无柔和软缓之象。见于肾水枯竭、风火内燔、亡阴。为无胃气之脉。

38. 偃刀脉

如抚刀刃，浮之小急，按之坚大而急，见于肝之危候，肝肾阴竭。为无胃气之脉。

39. 转豆脉

脉来累累，短小坚搏如循薏苡仁之状，见于心之危候，脏腑空虚。为无胃气之脉。

40. 麻促脉

脉如麻子之纷乱，细微之至。见于气不运血、气衰血枯，为心之危脉。

41. 反关脉

脉动出现于寸口的背侧。见于先天性桡动脉畸型。

42. 斜飞脉

脉不见于寸口，而从尺部斜向手背。见于先天性桡动脉畸型。

43. 无脉

脉动极为沉细无法候及。见于久病、暴病、伤寒、外伤等。

44. 趺阳脉搏动减弱/消失

指足背动脉的搏动减弱或消失。见于脉痹、脱疽等病。

45. 太溪脉在

可触及内踝之后太溪穴处动脉搏动。为正常，提示足底动脉供血正常。

46. 太溪脉减弱/消失

内踝之后动脉太溪穴处的动脉搏动减弱或消失。见于下肢血管栓塞或循环衰竭等。

三、小儿指纹

1. 指纹浮露

食指脉络浅表，颜色、走行清晰可见。见于外感表证。

2. 指纹沉隐

食指脉络沉伏，颜色、走行隐隐可见。见于内伤里证。

3. 指纹郁滞

指纹脉络滞涩不活，推之不流畅者。见于实证。

4. 指纹分枝/弯曲/环形

指纹脉络走行出现分支、弯曲或环形。多见于病重，多属实证。

5. 指纹单枝/斜形

指纹脉络走行不出现分枝或斜形。多为病轻。

6. 指纹增粗

指纹脉络较平常明显变粗，分枝显现。多见于热证、实证。

7. 指纹变细

指纹脉络变细，分枝不显。多见于寒证、虚证。

8. 指纹色红

指纹脉络色泽鲜红而浮露。见于外感表证，多属风寒。

9. 指纹色紫黑

指纹脉络颜色青紫而晦暗。见于血络郁闭，为病危之象。

10. 指纹色青

指纹呈青色。主风，主惊。

11. 指纹色淡

指纹脉络颜色较正常色淡。见于虚寒证、脾虚证，或疳积等。

12. 指纹现于风关

指纹脉络现于掌指关节横纹和第二指节横纹之间。见于邪浅而病轻。

13. 指纹现于气关

指纹脉络末端终于第二指节横纹和第三指节横纹之间。见于邪气入经，邪深而病重。

14. 指纹现于命关

指纹脉络终于第三指节横纹至手指末端之间。见于邪气深入脏腑，病危重。

15. 指纹透关射甲

指纹脉络走行直达指端。见于病情凶险。

16. 指纹增长

指纹脉络延长。见于热证，或病情进展期。

17. 指纹缩短

指纹脉络变短、消失。见于寒证，或病情恢复期。

18. 鱼际脉络青

大指节后肌肉丰隆处的脉络色青。见于胃中寒等。

19. 鱼际脉络黑

大指节后肌肉丰隆处的脉络色晦暗而瘀滞。见于痫病等。

20. 鱼际脉络红赤

大指节后肌肉丰隆处的脉络色红。见于胃中热等。

第三章
言语、声音、气味症状

一、言语

1. 言语不清

说话发音、咬字含混不清。见于中风、风痱、面瘫或厥证、脱证、闭证。

2. 言语不利

神志清楚，但说话语言艰涩，难以清楚表达。见于风痰阻络，或中风先兆、中风后遗症等。

3. 言语謇涩

言语艰涩不清，或伴有舌体强硬、歪斜，或口眼歪斜。见于风痰阻络证，或中风先兆、中风后遗症等。

4. 言语断续

说话时断时续，语声低弱。见于风痰阻络证，或口吃、中风先兆、中风后遗症、喘病、哮病，或虚弱等。

5. 喃喃独语

一般神志清醒而喃喃自语，见人语止。见于心气虚证、痰气郁结证、气滞血瘀证，或癫病等。又称独语。若神志恍惚而喃喃自语，见人语不止。多见于厥病、脱病，或热入血分、热扰心神证等。

6. 谵语

神志不清时出现胡言乱语，语无伦次，声高气粗。见于热炽阳明证、阳明腑实证、热毒攻心证、痢毒上攻证、热入营分证、热入血分证、湿热蒙蔽证、痰火上扰证、瘀血攻心证，或温热病、发热性疾病等。

7. 郑声

神志恍惚，甚或神志不清，言语重复，语声低弱，时断时续。见于亡阳、亡阴等证。

8. 呻吟

因痛苦，或病痛难忍所发出的哼哼声。见于气滞血瘀，或身有痛楚、胀满等病证。

9. 沉默寡言

精神抑郁，默默少言。见于脾肾阳虚证、肝郁气结证等。

10. 言语无休

常常不自觉多言，或喃喃自语，或与人喋喋不休。见于痰气郁结证，或癫病等。

11. 小儿言语迟缓

小儿在生长发育过程中开始学说话较晚。见于心血亏虚证、气血两虚证，或疳病、呆小病、小儿痴呆、解颅、痫病、血劳、佝偻病、早产等。又称语迟。

12. 语声低微

说话时语声低弱、微小，极近距离方可闻及。见于中气虚证、阳脱证，或病情危重等。

13. 言语无力

说话时语声低弱而无力。见于肺肾气虚证、肾气虚证、热伤气阴证、脾气虚证、心气虚证、肺气虚证等。

14. 少气懒言

患者自觉身困疲乏，气短，不愿言语。见于脾气虚证、热伤气阴证等。

15. 声浊

语声浑浊不清，似有痰液阻滞清窍。见于外感风寒证、湿浊阻滞证、风寒表证等。

16. 声重

语声沉闷重浊，多为外感风寒，或湿浊阻滞，鼻窍不宣所致。见于外感风寒证、湿浊阻滞证，或感冒、鼻鼽、鼻窒等病。

17. 声音低沉

语调音低而沉闷。见于经行失音、产后喑等。

18. 声音高亢

语声高亢洪亮有力。见于阳、实、热证。

19. 语声难出

因声音嘶哑而语言难出。见于外感风寒或风热证、痰湿壅肺证、阴虚火旺证，或暴喑、久喑、声带瘫痪、金创失音、急喉风、血溢声户证等。

二、声音

1. 咳嗽

有声无痰谓之咳，有痰无声谓之嗽。见于风寒束表证、风热袭肺证、燥邪伤肺证、肺气虚证、肺阴虚证、肾阳虚证、肝火犯肺证、风痰恋肺证、痰热壅肺证、痰湿蕴肺证、寒饮停肺证，或暴咳、久咳、肺热病、哮病、肺痿、肺胀、肺络张、肺痨、肺癌、百日咳、尘肺、肺衰、肺厥、肺水、悬饮、气胸、肺虫病等。

2. 呛咳

突然发生的剧烈咳嗽，似有异物刺激。见于燥邪犯肺证、肺气阴两虚证，或百日咳等。

3. 干咳

咳嗽声音清脆，无痰。见于外感燥邪证、肺阴虚证、燥邪犯肺证、肝火犯肺证，或悬饮、百日咳等。

4. 咳声洪亮

咳嗽声音响亮而有力。见于外感实证等。

5. 咳声嘶哑

咳嗽时声音嘶哑，或久咳而致咳声不扬，咳出不爽。见于风寒犯肺证，或久咳、喉喑、喉痨、喉癌、肺癌等。

6. 咳声重浊

咳嗽时声音沉重，多伴痰液咯出。见于风寒束肺证、痰湿蕴肺证等。

7. 咳嗽频作

咳嗽阵发，或咳声连续不断。见于百日咳，或外感温病、疫疠等。

8. 咳后有鸡鸣样回声

阵发性痉挛性咳嗽，咳声末尾有高声调回音。见于百日咳、外感疫疠等。

9. 咳如犬吠

咳嗽声时急时缓，咳声响亮而伴有回音，如犬吠叫。见于肺肾阴虚证、火毒攻喉证、阴虚燥热证、风热疫毒证、疫毒攻心证，或白喉等。

10. 哮鸣

呼吸急促似喘，喉间哨鸣有声。见于寒痰阻肺证、热痰阻肺证、寒热错杂证、阳虚证、阴虚痰阻证等。

11. 喉中水鸡声

呼吸时喉中有水鸡（叽叽）声。见于哮病等。

12. 喉中痰鸣

痰涎壅盛，聚于喉间，气为痰阻，因而呼吸鸣响。见于痰壅气阻证、痰热阻肺证、痰热化风证、痰蒙清窍证、脾肾阴虚证，或肺水、肺衰、出血中风、痰厥、肺热病、暴咳、久咳、肺胀、初生儿喘促等。

13. 喉中声如拽锯

喉中有痰，或似有痰，呼吸声响如拽锯。见于痰火壅喉证，或哮病等。

14. 气喘息粗

呼吸困难，气息迫促，声高息粗。见于表寒肺热证、痰热壅肺证、痰气互结证，或肺炎咳嗽、肺痈、热病高热等。又称喘促、气喘。

15. 鼾声不止

睡眠中气道经常不畅，发生呼吸粗鸣，时断时续。见于高热神昏、中风入脏等。

16. 鼾声如雷

熟睡，或昏迷时喉鼻发出声响如雷。见于高热神昏、中风入脏等，或习惯性鼾声、鼾病。

17. 喷嚏频作

喷嚏连连，不能自止。见于阳虚鼻窍失煦证，或鼻鼽等。

18. 呵欠频作

呵欠频频不止，哈哈有声。见于体虚、气滞血瘀证、脾肾阳虚证等。

19. 时时叹息

精神抑郁，自觉胸中憋闷，经常需长声嘘气得缓。多见于肝气郁结证、气虚证等。

20. 呕声壮厉

吐势较猛，声音壮厉。见于实热证、瘀阻脑络证、热闭心神证，或春温、暑湿、脑瘤、脑癌、颅脑痈、头部内伤、黄耳伤寒、霍乱等。

21. 呃逆

胃气上逆，喉间似有气上冲，呃呃有声，不能自我控制。见于脾胃气虚证、痰气阻隔证等。呃逆为膈肌痉挛所致，又称哕。

22. 呃逆频作

胃气上逆，咽喉间频频呃呃作声。见于痰气阻膈证、瘀血阻膈证、肝胃不和证，或胃郁、呃逆病等。

23. 呃声低沉

呃声较低，声弱无力。见于虚证、寒证、脾胃阳虚证等。

24. 呃声高亢

呃声较高亢，短而有力。见于实证、热证、胃热气逆证、食滞胃肠证等。

25. 嗳气

气从胃中上逆，声音沉长，气随声出，或伴脘腹胀。见于食滞胃肠证、肝气犯胃证、脾胃气虚证，或胃缓、食瘕、胃络痛、胃疡、胃痞、胃胀、伤食、积滞、胃郁、脾瘘等。俗称打嗝、打饱嗝。

26. 嗳气频作

嗳气连续不断，经常发生。见于肝气犯胃证、寒邪客胃证、脾胃气虚证，或胃疡、胃络痛、胃郁等。

27. 嗳气响亮

嗳气声音响亮，嗝嗝有声。见于肝气犯胃之实证等。

28. 嗳气低弱

嗳气声轻，低缓无力。见于脾胃气虚证、心阳气虚证等。

29. 胃中振水声

胃脘部辘辘作响，如水声激荡。见于痰饮中阻证、脾阳虚证，或胃饮等。

30. 腹鸣

腹部肠中辘辘作响。见于外感风、寒、湿邪、肠道寒湿证、肠道湿热证、食滞胃肠证、寒湿困脾证、脾胃湿热证、饮停胃肠证、脾阳虚证、热毒蕴肠证、肠道瘀滞证、蛔结肠闭证、脾胃虚寒证，或胃饮、类霍乱、伤食、积滞、胃疡、胃癌、肝积、肥气、鼓胀、胆瘅、胆石、肠结、肠郁、气腹痛、食亦、脾瘘等。

31. 腹部转侧有水声

腹部转动时有辘辘水声。见于脾阳虚证、痰饮中阻证，或胃饮等。

32. 肠鸣辘辘

肠中辘辘作响，声音较响亮。见于肠道湿热证、饮停胃肠证、脾阳虚证，或暴泻、类霍乱等。

33. 矢气多

肛门排气明显增多。见于肠道气滞证、肝旺脾虚证、肝胆气滞证、食滞胃肠证、胃肠湿热证、肝脾瘀滞证、脾虚营亏证、肝胃不和证，或肠郁、食亦、伤食、积滞、胆胀、胆石、脾瘘、肥气、胃疡、大瘕泄、气腹痛等。

34. 矢气频作

肛门排气频繁。见于肝胆气滞证、食滞胃肠证、肝旺脾虚证、胃肠湿热证，或肠郁、食亦、脾瘘、大瘕泄等。

35. 无矢气

肛门没有排气。见于肝胆气滞证、肠道气滞证，或肠痹、肠结等。

36. 小儿啼哭

新生儿或婴儿啼哭过频，或大声啼哭。见于脾经虚寒证、心经积热证、心虚禀弱证，或受惊恐惧、伤食、积滞等。

37. 小儿哭声延绵

小儿经常在夜间啼哭不停，哭声或高或低，甚至通宵达旦。见于脾阳虚证，或夜啼、昼夜节律未调等。

38. 小儿哭声嘶哑

小儿哭啼声嘶哑。见于脾虚证、外感病，或维生素 B 缺乏。

39. 小儿哭声洪亮

小儿哭声高亢、洪亮。见于心经积热证、风寒束表证、热扰心神证等实证，或肠结等。

40. 小儿哭声细弱

小儿哭声低，细弱缠绵。见于脾阳虚证、脾虚肝旺证等。

41. 小儿哭声尖锐

小儿猝然惊哭或梦中啼哭，声音尖短。见于惊恐伤神证，或客忤、蛲虫病等。

三、气味

1. 口气臭

口中散发臭气味，或呼出气体臭秽。见于胃热熏口证、肝热熏口证、肺热熏口证、脾胃气虚证、虚火灼口证，或口疮、口腔不洁、口腔坏死性病变（口糜，牙咬痈，牙疳，走马牙疳等）、鼻渊、异物入鼻、鼻衄、肺痈、肺络张等。

2. 口中苹果气

口中出气带有烂苹果气味。见于消渴病，或阴虚证、肺燥津亏证、胃热津伤证、肾阴虚证、阴阳两虚证等。

3. 口中尿臊气

口中出气带有氨味。见于阴水晚期、肾厥，或浊毒闭神证、肾阳虚证、痰火闭窍证、气阴亏虚证、气随血脱证等。

4. 口气腥

口出之气有血腥味。见于血证、出血类（如鼻衄等）疾病，或肺热证等。

5. 嗳气酸馊

嗳气闻之酸腐，如食物之馊味。见于食滞胃肠证，或伤食、积滞、类霍乱等。

6. 嗳气臭腐

嗳气酸臭，有腐败味。见于内痈类疾病，或食滞胃肠证等。

7. 痰腥

咯唾之痰，闻之有腥秽气。见于肺痈、哮喘后期，或虚寒证、脾肾阳虚证等。

8. 痰臭

咯吐浊痰，闻之腥臭刺鼻。见于肺痈，或脓毒蕴积证、正虚邪恋证等。

第四章
二便及排泄物症状

一、二便症状

1. 大便秘结

粪便在肠道内滞留过久，干燥坚硬，排出困难，或排便次数少，通常在二、三天以上不大便。见于肠道气滞证、肠热腑实证、脾肺气虚证、脾肾阳虚证、寒滞肠道证、阴虚肠燥证、血虚肠燥证，或肠痹、脾约、肠结、肠癌、铅中毒、肠郁等。又称便秘。

2. 经常便秘

患者经常出现大便干燥，排出困难，或大便不干，但排便时间延长，或间隔时间延长，三、五日一行。见于肠热腑实证、肠道气滞证、脾气虚证、脾肾阳虚证、阴虚肠燥证，或脾约、肠郁等。又称习惯性便秘。

3. 大便干燥

大便水分减少，燥结难解。见于肠道腑实证、阴虚肠燥证等。

4. 大便硬结

大便坚硬，排便时间延长，粪便艰涩难下。见于肠道腑实证、阴虚肠燥证。

5. 便如羊屎

大便燥结如羊屎。见于大肠津亏证、肠热腑实证、胃热证、阴虚肠燥证、脾肺气虚证、阳虚寒凝证。

6. 腹泻

便次增多，便质稀薄，甚至大便如水样，泻下急迫。见于内伤饮食、感受外邪、脾气虚、脾阳虚、肝郁乘脾、肠道湿热证等。又称泄泻。

7. 泻下如注

大便泻下如水，急迫如注。见于内伤饮食、肠道湿热证。又称注泄、注泻、泄注。

8. 久泄不止

腹泻反复发作，病程较长。见于肝郁脾虚证、脾气虚证，或脾瘘、胃痞、胃胀、胆胀、胰胀等。

9. 泻下不爽

排便不通畅，有滞涩难尽之感。见于湿热蕴脾证、肠道气滞证、食滞胃肠证、肠道湿热证、肝郁脾虚证等。又称泻滞。

10. 滑泻

大便不能控制，滑出不禁，甚至便出而不自知。见于脾肾阳虚证、热毒炽盛证、脾虚下陷证、肾虚肠脱证、肾虚不固证、督脉损伤证等，或久泻、截瘫、休息痢、肛漏、痔等。

11. 水泻

便泻如水，或大便水液较多，次数频繁。见于湿泻、寒泻、热泻等。

12. 五更泄

黎明前腹痛作泄，水分较多，或兼完谷不化，泄后则安，或兼见形寒肢冷，腰膝酸软。见于脾肾阳虚证等。

13. 晨泄

患者每到清晨便要作泻，大便稀，或兼见黏液，或起床后立即要泻。见于脾肾阳虚证、痰浊固结证，或肠痨等。

14. 大便稀

大便质地清稀。见于虚寒证、寒湿犯表证、寒湿困脾证，或霍乱、胃痞、胆胀、胰胀、肝著、肠瘤等。

15. 便稀如水

大便清稀如水样。见于寒湿犯表证、饮食生冷、寒湿困脾证、水饮内停证、虚寒证、脾胃气虚证，或热结旁流、霍乱、类霍乱等。

16. 大便溏薄

大便稀薄，或如糊状。见于水饮内停证、脾胃气虚证、中气下陷证、肾阳虚证等。又称便溏。

17. 便如蛋汤

大便中含有未消化物，状如蛋汤。见于脾胃气虚证、脾肾阳虚证、风犯胃肠证、脾气下陷证，或食滞、小儿腹泻、寒热错杂等。

18. 便如黄糜

大便黄褐如糜且臭。见于湿热证、暑湿表证、湿热泄泻、湿热蕴脾证等。

19. 泡沫样大便

大便呈泡沫样。见于水饮内停证、风寒表证、外感风寒等。又称大便带泡沫。

20. 大便清冷

大便便质清稀，完谷不化，甚则如清水样，伴畏寒。见于寒湿困脾证、脾肾阳虚证。

21. 完谷不化

大便中经常含有较多未消化食物。见于脾胃虚寒证、命门火衰证、食滞胃肠证、肝郁脾虚证等。

22. 大便溏结不调

大便时干结便秘，时便稀腹泻，无规律。见于肝郁脾虚证、肝脾不调证等。

23. 大便先干后溏

大便排出时先干结，后稀薄。见于脾胃气虚证、胃强脾弱证等。又称大便先干后稀。

24. 大便时结时稀

大便时而成形，时而不成形。见于肝郁脾虚证、肝脾不调证。

25. 大便变细

大便呈细条形。见于湿热内蕴证，或悬珠痔、锁肛痔、肠癌等。

26. 大便变扁

大便呈扁条形。见于湿热内蕴证，或悬珠痔、锁肛痔、肠癌等。

27. 大便灰白

大便色灰白如陶土。见于大肠虚寒证，或寒湿黄疸等。

28. 大便脓血

大便排出有白如胶冻，或红如瓜瓤，或红白相杂如鱼脑的黏液。见于胃肠湿热证、肠道寒湿证、暑入厥阴、下焦虚寒证、阴虚内热证、肠道瘀滞证、脾虚湿热证、肝郁脾虚证、痰瘀互结证，或痢疾、疫毒、肠瘤、奇恒痢、肠癌、锁肛痔、悬珠痔等。

29. 便下黏液

大便排出白色或红色黏液，或大便夹有红、白黏液。见于奇恒痢、痢疾、肠瘤、肠癌、锁肛痔、悬珠痔等。又称便如鱼脑。

30. 大便下虫

大便中含有虫或单纯便虫。见于虫积证。

31. 便血

先血后便，或先便后血，或便血杂下，或单纯便血。见于肠风络伤证、肠道湿热证、肝肾阴虚证、脾肾阳虚证、脾虚气陷证、血热动血证、肝胃热盛证、瘀滞胃肠证、热毒蕴肠证、肠道瘀滞证，或内痔、肛裂、锁肛痔、肠癌、胃疡、小肠瘅、鼓胀等。又称大便带血。便血量多见于肠风络伤证，或痔疮、肛裂、胃瘅、小肠瘅、肠结等。便血量少见于肝肾阴虚证、脾肾阳虚证，或肠癌、肠瘤、肠痨、胃癌等。先血后便，多见于肛裂、外痔等；先便后血，多见于内痔；便血杂下，多见于肠癌等；单纯便血见于肠癌等。

32. 便血鲜红

便血血色鲜红。见于肠风络伤证、血热动血证，或痔疮、肛裂、锁肛痔、肠癌。

33. 便血暗红

便血血色暗红。见于肝胃热盛证、肠道瘀滞证，或内痔、裂肛、锁肛痔、肠癌等。

34. 黑便

大便紫黑如柏油样。见于火热内蕴证、肝胃瘀滞证、瘀滞胃肠证、肠道瘀滞证、肝胃热盛证，或内伤劳倦、胃疡、小肠瘅、鼓胀等。

35. 里急后重

腹痛窘迫，时时欲便，肛门重坠，便出不爽。见于肠道寒湿证、肝郁脾虚证、痰瘀互结证、脾虚湿热证、肝郁气滞证、肠道瘀滞证、肠道湿热证，或奇恒痢、大瘕泄、肠郁、肠瘤、肠癌、痢疾等。

36. 腹痛欲泻

腹痛时兼有欲便感觉。见于肠道湿热证、食滞胃肠证、寒湿犯表证、寒湿困脾证、脾肾阳虚证，或大瘕泄、奇恒痢等。

37. 排便不畅

排便不通畅，有滞涩难尽之感。见于湿热蕴结证、肝郁脾虚证、食滞胃肠证等。

38. 大便艰难

排便间隔时间延长，粪便艰涩难下。见于大肠热结证、湿热蕴结证、肺气虚证、肝脾气滞证、脾肾阳虚证、血虚津亏证、阴虚证等。

39. 排便无力

排便时努挣乏力，大便难出。见于气虚证、脾虚证等。

40. 大便不净

便后仍自觉大便尚未排尽。见于湿热蕴结证、肝郁脾虚证、食滞胃肠证，或肠息肉等。

41. 便意频频

患者频频欲大便。见于肠道寒湿证、肝郁脾虚证、痰瘀互结证、脾虚湿热证、肝郁气滞证、肠道瘀滞证、肠道湿热证，或奇恒痢、大瘕泄、肠郁、肠瘤、肠癌、痢疾等。

42. 大便失禁

大便不能控制，便出不禁。见于脾肾阳虚证、热毒炽盛证、脾虚下陷证、肾虚肠脱证、气血瘀滞肛门证、肾虚不固证、督脉损伤证，或久泻、截瘫、休息痢、锁肛痔、高热神昏、厥脱等。

43. 遗屎

大便不自觉便出。见于脾肾阳虚证、热毒炽盛证、脾虚下陷证、肾虚肠脱证、气血瘀滞肛门证、肾虚不固证，或内痔、外痔、混合痔，或久咳等。

44. 肛门灼热

排便时肛门有灼热感。见于肠道湿热证，或热泻、湿热痢等。

45. 矢气臭秽

矢气频多，气恶臭难闻。多见于饮食积滞久停化热、胃肠气滞证。

46. 矢气无臭

频频矢气，声响而无臭。多见于气滞肠胃。

47. 大便臭如败卵

大便闻之恶臭如腐败之卵。见于食积不化、食滞胃肠等证。

48. 大便腥臭

大便溏泄，其气腥臭，或色暗黑。多见于外感寒湿、寒湿中阻泄泻，或脏毒、胃癌、肠癌等。

49. 大便腐臭

大便烂，或夹有不消化食物，闻之气腐秽臭。多见于饮食积滞、大肠湿热，或脏毒、肠癌等。

50. 大便酸臭

大便烂，闻之酸腐秽臭。多见于饮食积滞、脾胃湿热、胃肠湿热证等。

51. 大便无臭

大便无明显酸腐、腥臭、秽臭之气味。见于正常人、寒湿中阻、阳虚、气虚等证。

52. 尿臊

尿液闻之气臊臭。见于湿热下注、膀胱湿热、肾阴虚、肺胃燥热、肝胆湿热等证。

53. 尿无臊气

尿液微有腥臊气或全无臊气。见于常人。

54. 尿有异气

尿液出现如烂苹果气等不正常的气味，见于消渴、肾著等。

55. 尿多

尿次、尿量明显超过正常。见于肾阳亏虚证、肾气不固证，或消渴、肾著、尿崩、石水、侠瘿瘤等。

56. 尿多如崩

尿量多如崩，尿清如水。见于肾阳虚证、肾气不固证、肾阴虚证，或消渴、尿崩等。

57. 尿少

尿次、尿量明显少于正常。见于热盛伤津、汗下伤津，或热病、水肿等。

58. 无尿

尿量极少（<100ml/d），或小便不通，点滴均无。见于膀胱湿热证、肺热气壅证、瘀浊阻滞证，或风水、肾水、水肿病等。

59. 尿闭

小便排出困难，严重者点滴难出。见于下焦湿热证、肺热气壅证、脾气虚证、肾气虚证、肝气郁结证，或癃闭病等。又称小便不通、小便点滴而出、癃闭。

60. 小便不利

小便量少而排出困难。见于脾阳虚证、肾阳虚证、湿热内阻证、气滞湿阻证等。

61. 夜尿多

夜间小便次数及尿量增加。见于肾阳虚证、脾肾虚寒证，或神劳、血劳、髓劳、血风劳、肾劳、瘿劳、肾垂、石水、肾水等。

62. 尿频

排尿次数增多，时时欲小便。见于膀胱湿热证、肾阴亏虚证、下焦虚寒证，或热淋、石淋等。

63. 余沥不尽

小便后仍有余沥点滴不净。见于肾虚胞寒证、中气下陷证、膀胱湿热证、阴虚火旺证，或劳淋、精癃、老年或久病体衰者。又称尿后余沥。

64. 小便灼热

小便时尿道有灼热感。见于膀胱湿热证，或热淋等。

65. 排尿疼痛

排尿时尿道感觉刺痛、灼痛、涩痛等，或同时伴有小便淋漓不畅。见于下焦湿热证、心火亢盛证、下焦血瘀证、肝郁气滞证、肾阴亏虚证，或热淋、石淋等。又称小便疼痛。

66. 小便急迫

尿意紧急，急欲排尿。见于膀胱湿热证，或热淋、石淋等。

67. 小便中断

小便过程中，尿突然中断。见于热结膀胱证、下焦湿热证、下焦瘀滞证、肾气虚证，或石淋等。

68. 遗尿

夜间睡眠时，或白天有意识、无意识，小便自行排出。见于肾阳虚证、肾阴虚证、脾虚气陷证、肺气虚证。夜间睡眠时遗尿，多为小儿遗尿。

69. 小便失禁

在意识清楚或昏迷的情况下，小便失去控制而自行溺出。见于肾气虚证、脾气虚证、下焦虚寒证、湿热下注证、下焦瘀滞证，或神昏、尸厥等。

70. 排尿无力

欲排尿而尿不出，或无力排尿。见于中气下陷证、肾气虚证等。

71. 排尿艰涩

排尿艰难涩痛。见于膀胱湿热证，或热淋、石淋等。

72. 尿细如线

尿液排出细小如线。见于血瘀证、瘀浊阻滞精室证，或精癃等。

73. 尿清

尿液颜色澄清。见于虚寒证、阴寒内盛证、肾阳虚证等。

74. 尿黄

尿液颜色呈黄色。见于心火亢盛证、胃热证、肝胆湿热证、寒湿阻滞证、膀胱湿热证、阴虚内热证等。

75. 尿黄褐

尿色黄褐如茶色。见于肝胆湿热证、寒湿郁滞证、瘀血阻络证，或膀胱痨、膀胱癌、肾癌等。

76 尿短黄

每次排尿尿量少，色黄。见于实热证、热盛津亏证，或剧吐、泄泻、下痢伤津等。

77. 血尿

小便排出带血，呈淡红、鲜红、暗红或酱油色等。见于肝肾阴虚证、气滞血瘀证、心火亢盛证、脾肾气虚证、阴虚火旺证、膀胱湿热证、血热动血证、下焦湿热证，或石淋、热淋、子淋、肾瘅、肾痨、肾及膀胱肿瘤等。

78. 尿血鲜红

小便排出带血，呈鲜红色。见于心火亢盛证、肝肾阴虚证、膀胱湿热证、下焦湿热证等。

79. 尿血淡红

小便排出带血，呈淡红色。见于肝肾阴虚证、脾肾气虚证等。

80. 尿中带血丝

小便排出带血，尿液中夹带有血丝。见于阴虚火旺证。

81. 尿中夹血块

小便排出带血，尿液中夹有血块。见于气滞血瘀证，或丝虫病等。

82. 尿血棕红

小便排出带血，尿液呈棕红色。见于脾肾气虚证等。

83. 尿浑浊

尿液浑浊不清，而排尿时并无尿道涩痛。见于下焦湿热证、肾阴亏虚证、肾阳虚衰证、脾虚气陷证，或膏淋、丝虫病、肾痨、精浊、肾系癌瘤等。又称尿浊、溺浊。

84. 尿白

尿浊色白如泔浆，较乳糜清。见于肾阳虚衰证、脾虚气陷证，或膏淋、丝虫病、肾痨、精浊、肾系癌瘤。又称白浊。

85. 尿如乳糜

尿液极混浊，如乳糜样。见于肾阳虚证、湿热内蕴证、肾阴虚证、脾虚气陷证，或丝虫病、肾痨、脂膜痨、癌瘤等。又称乳糜尿。

86. 尿中有沉淀

尿液中有沉淀物，浑浊不清。见于湿热内蕴证、肾阴虚证、肾阳虚证、脾肾阳虚证、下焦湿热证、脾虚气陷证，或石淋等。

87. 尿如脂液

尿液混浊如脂膏，或尿液上浮有脂膜。见于湿热内蕴证，或肾痨、膀胱痨等。

88. 尿后溢浊

小便后有浊物从尿道口滴出。见于湿热内蕴证、阴虚火旺证、气滞血瘀证，或精浊、花柳毒淋等。

89. 尿中有砂石

尿液中夹带有或大或小的砂石。见于湿热内蕴证，或石淋等。

90. 尿中带泡沫

尿液表面浮有一层泡沫。见于消渴、肾气不足、湿浊下注等。

二、痰、涎、涕、呕吐物症状

1. 吐痰

由肺和呼吸道排出的黏液经口咯出。见于肺支气管疾病。

2. 痰多

咯痰量多，或较易咯出。见于痰湿阻肺证、痰浊阻肺证、水饮泛肺证，或咳嗽、肺痿、肺痈、肺癌、肺衰等。

3. 痰少

咯痰量少，或不易咯出。见于阴虚肺燥证、燥邪犯肺证、肺肾阴虚证，或肺癌等。

4. 痰质稀

咯痰质地清稀，或痰量多，或不多。见于痰湿阻肺证、寒饮停肺证、肺脾气虚证，或肺胀、肺水等。

5. 痰质稠

咯痰质地稠黏，或咯痰量少，或多。见于痰热壅肺证、肺阴虚证、风温袭肺证、燥痰伤肺证等。

6. 痰色白

痰的颜色呈白色。见于寒邪伤阳、脾阳虚证、肾阳虚证、脾虚湿困证等。又称痰白、白痰。

7. 痰色绿

痰的颜色呈黄绿色。见于实热证、老痰，或肺痈、肺热病等。又称痰绿、绿痰。

8. 痰色黄

痰的颜色呈黄色。见于风热犯肺证、风温袭肺证、燥热犯肺证，或肺热病、肺痨等。又称痰黄、黄痰。

9. 铁锈色痰

痰色暗滞，中有暗红色丝缕状血液。见于热邪壅肺证、虫毒犯肺证，或肺热病、肺（吸）虫病等。

10. 泡沫痰

咯痰呈泡沫样，或伴痰多。见于外感风寒证、久咳肺气虚证、饮邪客肺证，或肺络张、肺水、肺胀等。又称痰带泡沫。

11. 脓痰

痰液黏稠如涕如脓。见于肺痈、肺络张、肺痨重症等。

12. 痰中夹血

咯痰中夹有鲜血或血丝。见于肺阴亏虚证、肝火犯肺证、燥痰结肺证、肺燥津亏证、阴虚肺燥证、痰热壅肺证、风热犯肺证、肝火犯肺证，或肺（吸）虫病、肺痨、肺络张、肺痈、肺痿、尘肺等。

13. 咯血

有鲜血或暗红色血液自口中咯出，常伴剧烈咳嗽。见于肝火犯肺证、肺热炽盛证、阴虚火旺证、气不摄血证，或肺络张、肺痨、肺热病、肺痈、肺癌、疫斑热、稻瘟病、血溢病、髓劳、百日咳、经行吐衄、肺（吸）虫病、尘肺等。

14. 痰滑易咯

咯痰白滑而易于咯出，或伴痰量多。见于痰湿阻肺证、水湿内停证、脾失健运证，或肺络张、肺水等。

15. 痰黏难咯

痰质黏，难于咳出，或伴痰少。见于燥邪犯肺证、津液亏虚证、燥痰结肺证、痰热壅肺证、外感风热证等。

16. 口角流涎

清稀黏液自口角流出，不能自控。见于风痰入络证、脾虚不摄证、肾虚不摄证、脾胃积热证、风邪袭络证、湿热蒸口证，或口僻、面风痈、风痱、滞颐等。又称流涎。

17. 口涎不收

口腔流出的清稀黏液量多而不能自制。见于风邪袭络证、风痰入络证，或中风、口僻、面风痈、风痱等。

18. 涎多

自觉口腔中时时分泌清稀黏液，涎为脾之液。见于胃寒证、肝气犯胃证、脾虚不摄证，或虫症、滞颐等。

19. 口中流涎稠黏

口中流涎，涎液质稠厚，黏腻。见于胃热证。

20. 口中流涎淋漓

口中流涎，涎液质稀，或如流水般淋漓不尽。见于脾胃湿盛证。

21. 多唾

自觉口中唾液较多，或有频频不自主吐唾的症状，唾为肾之液。见于肾虚水泛证、胃寒证、肝气犯胃证、脾胃虚寒证，或虫症、肾水、肾衰等。

22. 鼻流涕

从鼻孔内流出分泌物较多，或清或浊，涕为肺之液。见于外感风寒证、外感风热证、气虚邪滞鼻窍证、肝胆湿热熏鼻证、脾虚湿困证、阳虚鼻窍失煦证、风热犯鼻证、火热犯鼻证、阴虚血燥证、气虚邪滞鼻窍证，或鼻鼽、鼻窒、鼻渊、伤风鼻塞等。

23. 涕清

从鼻孔内流出分泌物清稀，质色多清白。见于外感风寒证、外感风热证、气虚邪滞鼻窍证，或鼻鼽、鼻窒、慢鼻渊、伤风鼻塞等。

24. 涕浊

从鼻孔内流出分泌物稠浊，色多黄，或灰白、黄绿。见于外感风温证、肝胆湿热熏鼻证、脾虚湿困证、阳虚鼻窍失煦证、风热犯鼻证、火热犯鼻证、阴虚血燥证、气虚邪滞鼻窍证，或鼻渊、鼻窒等。

25. 涕中带血

从鼻孔内流出分泌物夹带有血丝或血块。见于外感风燥证、外感风热证、火邪犯鼻证，或鼻窒、慢鼻渊、伤风鼻塞、鼻咽癌等。

26. 呕吐不消化食物

呕吐物中夹有大量未消化食物。见于宿食内停、暴饮暴食，或食管痹、胃郁等。

27. 呕吐清水

呕吐物清稀，似水状。见于胃饮证、寒饮停胃证等。

28. 呕吐酸水

呕吐物浑浊，为酸水，或吐出物中兼有酸水。见于胃热证、脾胃虚寒证、肝郁化火证，或胃疡、伤食脾瘘、胃反等。

29. 呕吐苦水

呕吐，吐出黄绿胆汁，或吐出物带有胆汁苦味。见于暴怒伤肝、肝郁气滞证、肝胃不和证，或少阳病等。

30. 呕吐痰涎

呕吐物质黏如痰状。见于寒饮停胃证、酒毒内蕴证，或暴咳、百日咳、酒厥等。

31. 呕吐馊腐

呕吐物馊腐酸臭。见于宿食内停、暴饮暴食、伤食、食滞胃肠证，或胃反、食瘕等。

32. 呕吐粪汁

粪便由口中吐出。见于蛔结肠闭证、热毒蕴肠证、肠道瘀滞证，或肠结、肠痹等。

33. 吐蛔

蛔虫从口中吐出。见于胃寒证、胃热证、虫扰胆膈证、寒热交错证，或蛔厥等。

34. 呕血

口中呕吐出鲜红或暗红色血液，多夹有食物残渣。见于胃热炽盛证、肝火犯胃证、湿热中阻证、血热动血证、瘀阻胃络证、阴虚火旺证、外伤络损证、气不摄血证、脾胃虚寒证、气血虚脱证，或胃癌、食管癌、胃疡、胃瘅、疫斑热、肝瘟、血溢病、紫癜病、髓劳、血癌、肝瘟等。又称吐血。

35. 呕吐鲜血

鲜血自口中吐出。见于热伤血络证、血热动血证、外伤络损证，或肝著、肝积、肝癌症、蛊虫病、肺络张等。

36. 呕吐咖啡样物

呕吐深褐色如咖啡样物。见于热邪壅肺证，或肺痈、胃癌、胃反、食管癌等。

第五章

男性、女性症状

一、男性症状类

1. 阳痿

男性未至老年，而阴茎不能勃起，或勃而不坚，或坚而不持久，致使不能进行性交。见于心脾两虚证、恐伤肾气证、湿热下注证、命门火衰证，或精浊、消渴、天宦、黑疸等。又称阴痿。

2. 早泄

阴茎插入阴道不足 1 分钟便发生射精，不能正常进行性交。见于肾气不固证、肝经湿热证、心脾两虚证、阴虚阳亢证，或精浊、早泄等。又称射精过快。

3. 遗精

不性交而精自遗泄。见于精气满溢、心火亢盛证、心脾两虚证、肾气不固证、湿热下注证、心肾不交证、阴虚火旺证，或阳痿、不射精、精浊等。

4. 梦遗

遗精频繁，多在睡梦中发生，或伴有性梦、欣快感。见于湿热下注证、肝郁化火证、心肾不交证、阴虚火旺证等。

5. 滑精

遗精频繁，不伴性梦而无所知，甚至因意念或无意中刺激精自流出。见于肾阴虚证、肾气不固证、湿热下注证等。

6. 血精

精液挟血呈红色。见于阴虚火旺证、下焦湿热证等。

7. 精液清冷

精液稀薄清冷、量少。见于肾气虚证，或沉寒痼冷、精冷等。

8. 精液稠黏

精液黏稠、混浊，良久不化。见于湿热下注证、阴虚火旺证、肾阳亏虚证、痰瘀互结证，或精凝等。

9. 精液量少

精液稀少，质、量均不正常。见于肾阳虚证、肾精亏虚证、气血两虚证、湿热下注证，或精少等。

10. 精液量多

精液量多，但或过清稀，质不正常（精子数量、活力不够）。见于肾阳虚证，或精薄等。

11. 性欲淡漠

性欲低下，甚至毫无兴趣。见于痰阻中焦证、瘀血阻络证、脾胃气虚证、肾气亏虚证，或阳痿等。

12. 不射精

每同房时不能排出精液。轻者可有少量精液流出，甚者全无。见于肾阴亏虚证、阴虚火旺证等。

13. 阳强

指阴茎异常勃起，经较长时间，甚至数小时不衰。多见于肾阳过亢、阴虚火旺、湿热下注证等。又称阳举不衰。

14. 阴茎短小

与同龄人相比，阴茎过小，但阴茎形态，尿道口位置都正常。常见于幼稚病、雄性激素分泌不足等。

15. 阴茎粗长

与同龄人相比，阴茎过大，甚至畸形。见于先天肾阴不足、阴阳失调证等。

16. 阴茎肿胀

阴茎头和包皮充血红肿，甚则全部阴茎红肿，多伴胀痛、瘙痒。见于阴茎过敏性皮炎、阴茎水肿等。

17. 阴茎湿疹

龟头包皮处或冠状沟处见有红色丘疹，或糜烂成片，或渗出较多。见于湿热下注、外感湿毒、湿毒内聚等证。

18. 阴茎白斑

龟头包皮处见有乳白色点状或条纹状斑块，或随后融合成片状或网状的白色斑。见于肝肾阴虚证、风邪侵袭证等。

19. 阴茎背部结节

阴茎背部有一个或几个硬的斑块或条索状物。见于阴茎硬结症。

20. 阴茎溃烂

阴茎部皮肤溃疡、糜烂，纵深发展。见于肝郁气滞证、肝经湿热证、阴虚火旺证，或肾岩翻花等。

21. 阴茎腐脱

阴茎部皮肤溃疡，糜烂，或向纵深发展，甚至腐烂脱落。见于肝郁气滞证、肝经湿热证、阴虚火旺证，或肾岩翻花等病情较重。

22. 阴茎部漏尿

阴茎部尿道出现瘘管与外界相通，有尿液自瘘管外口溢出。见于脾肾亏虚、肝经湿热、湿热蕴肾、下焦瘀滞证，或尿道瘘等。

23. 阴茎隐缩

患者自觉阴茎内缩，甚或不能勃起。见于寒滞肝脉证、脾肾阳虚证、阴虚火旺证，或阴缩病等。

24. 龟头丘疹

在冠状沟处出现珍珠状，白色、黄色或红色的半透明丘疹。见于肝郁血瘀证，或肾岩翻花、外阴疣、硬下疳等。

25. 龟头结节

龟头部出现结节。见于肝郁血瘀证，或阴茎痰核、肾岩翻花、硬下疳、阴茎乳头状瘤、龟头疣状肿物等。

26. 龟头疣状肿物

龟头上附有云母状鳞屑的疣状赘生物。见于肝郁血瘀证，或肾岩翻花、龟头疣状肿物等。

27. 龟头红肿

龟头红肿，甚则冠状沟糜烂，有浓性分泌物。见于下焦热毒证、肝经湿热证，或龟头炎、尿道炎、阴头痈、龟头溃烂等。

28. 龟头溃烂

龟头溃疡，糜烂。见于肝经湿热证、阴虚火旺证，或阴头痈、肾岩翻花、龟头破烂等。

29. 龟头破烂

龟头腐烂溃破。见于肝经湿热证、阴虚火旺证，或阴头痈、肾岩翻花、龟头破烂等。

30. 包茎

包皮过长，口细小，包皮不能上翻，龟头不能外露。常见于先天不足。

31. 包皮过长

包皮遮盖全部龟头，或包皮口并不小。常见于先天不足。

32. 包皮水肿

龟头阴茎皮下肿胀。见于肝经湿热、湿热下注证，或阴头痈。

33. 包皮嵌顿

包皮紧勒在冠状沟处不能推下。见于气滞证、血瘀证，或包皮过长、包皮口过小等。

34. 阴囊瘙痒

阴囊部皮肤瘙痒异常。见于湿热内蕴证、阴虚血燥证、下焦寒湿证、湿热下注证、风热外袭证，或绣球风等。

35. 阴囊肿大

一侧或两侧阴囊肿大。见于气滞血瘀证、阳虚水停证、湿热下注证，或丝虫病、子痈、血疝、筋疝、水疝、阴囊水肿等。

36. 阴囊水肿

阴囊水肿而胀，或伴全身水肿。见于脾肾阳虚、肝胆湿热、脾虚水停、心阳虚、血虚生风、湿热夹虫、湿热下注、阳虚水停证，或水疝等。

37. 阴囊硬肿

一侧或两侧阴囊肿硬，板滞。见于湿热下注证、外湿内蕴成毒，或阴囊痈、外肾痈、肾囊痈、阴囊紧缩等。

38. 阴囊皮肤顽厚

阴囊皮肤增厚。见于血虚风燥证、阴虚血燥证，或绣球风等。

39. 阴囊皮肤光亮

阴囊外皮紧张光亮。见于湿热下注证、寒湿凝滞证、水湿停聚证、外湿内蕴成毒，或水疝、子痈、肾囊痈等。

40. 阴囊皮肤裂开

阴囊皮肤裂开。见于湿热下注证，或脱囊等。

41. 阴囊皮肤紫黑

阴囊皮肤呈紫黑色。见于气滞血瘀证、湿热下注证，或脱囊、血疝、跌打损伤等。

42. 阴囊皮肤发红

阴囊皮肤红，或伴明显肿胀，或皮肤呈鲜红色，表面光滑紧张。见于火毒炽盛证、湿热下注证，或阴囊丹毒、子痈、肾囊痈等。

43. 阴囊皮肤暗红

阴囊皮肤呈暗红色。见于血疝、跌打损伤、手术后遗症等。

44. 阴囊皮肤潮湿

阴囊皮肤汗多潮湿，或有渗液。见于风湿侵袭证、湿热下注证、肾虚证，或肾囊风等。

45. 阴囊皮肤溃烂

阴囊皮肤溃烂。见于风热外袭证、湿热下注证，或脱囊、绣球风、囊痈等。

46. 阴囊溃破

阴囊皮肤溃烂，溃破，或流脓。见于湿热下注证，或肾囊风、脱囊等。

47. 阴囊流脓

阴囊溃破流出脓液。见于湿热下注证，或肾囊风、脱囊等。

48. 阴囊瘘管

阴囊疮口凹陷，有内外两口，脓出稀薄，夹有败絮样物，经久不愈。见于湿热下注证、寒湿凝滞证，或子痰、肾囊痈等。

49. 阴囊内肿物

阴囊内出现肿块。见于寒湿凝滞证、湿热下注证、水湿停聚证、气血瘀滞证、痰浊凝聚证，或绣球风、子痰、子岩、狐惑、筋疝、子痈等。

50. 阴囊偏坠一侧

单侧阴囊增大，有平卧而复还缩者，有不复还而硬者。见于下焦虚寒证、气滞血瘀证、肝胆湿热证，或阴囊水肿等。

51. 阴囊透光阳性

阴囊肿，可透光，称为透光阳性。见于湿热下注证、阳虚水停证，或水疝等。

52. 阴囊透光阴性

阴囊肿，不可透光，称为透光阴性。见于寒湿阻滞证、气血瘀滞证、湿热瘀阻证，或血疝、筋疝等。

53. 睾丸肿大

睾丸肿胀变大。见于肝经湿热证、下焦热毒证、湿热下注证、水湿内停证、气滞证、外感邪毒证，或水疝、睾丸肿瘤、血疝、子痈等。

54. 睾丸坚硬

睾丸质地坚硬。见于瘀热内郁证、阴虚火旺证，或睾丸肿瘤、子痈后期、子岩等。

55. 睾丸表面光滑

睾丸表面触之光滑。为正常体征。

56. 睾丸表面不光滑

睾丸表面触之凹凸不平。见于瘀热内郁证、阴虚火旺证，或子岩、恶性肿瘤等。

57. 睾丸部肿块

睾丸肿胀疼痛，附睾附近出现硬结性肿块。见于痰热内郁证、阴虚火旺证、气血两虚证，或子痰、子岩等。

58. 副睾硬结

附睾肿大，形成坚硬肿块，多数不痛。见于阳虚寒凝证、阴虚火旺证、痰湿瘀滞证、肝肾阴虚证，或附睾结核、子痰、慢性子痈等。

59. 睾丸外露

由于阴囊皮肤溃烂、坏死、剥脱，睾丸暴露在外，并有黄色稀薄分泌物渗出。见于湿热下注证，或脱囊等。

60. 精索增粗

精索肿胀，增粗。见于湿热瘀阻证，或筋疝、精索肺吸虫病等。

61. 精索坚硬

精索触之呈条索状肿硬。见于湿热下注证、气滞血瘀证，或急性子痈等。

62. 精索结节

精索触之有不规则隆起，质硬。见于肝经湿热证、气滞血瘀证，或子痰等。

63. 精索筋脉如蚯蚓状

精索静脉曲张，筋脉如蚯蚓状。见于寒滞肝脉证，或精索静脉曲张等。

二、女性症状类

（一）女性及女阴类

1. 梦交

女子睡梦中自觉交合。见于心肾不交证等。

2. 阴冷

女子性欲低下，甚至毫无兴趣。见于痰阻中焦证、瘀血阻络证、脾胃气虚证、肾气亏虚证等。

3. 性交疼痛

女子性交时，阴户疼痛，甚至影响性兴趣。见于肝郁气滞证、瘀血阻络证、肾气亏虚证等。

4. 外阴瘙痒

女性外阴部瘙痒异常。见于湿热内蕴证、阴虚血燥证、下焦寒湿证、湿热下注证、风毒外袭证，或滴虫病等。

5. 外阴干燥

自觉外阴部干燥不适。见于热伤津液证、燥证等。

6. 外阴疱疹

女性外阴部皮肤或黏膜有大小不等的疱疹。见于湿热内蕴证、湿毒证，或疱疹病等。

7. 外阴疣赘

女性外阴部皮肤或黏膜有大小不等的疣赘。见于湿热内蕴证、湿热毒蕴证，或湿疣病等。

8. 外阴红肿

女性外阴部皮肤色红、肿胀。见于湿热证、热毒蕴积证等。

9. 外阴漫肿

女性外阴部皮肤弥漫性肿胀。见于湿热证、水饮内停证等。

10. 外阴红斑

女性外阴部皮肤有大小不等的红斑，或周围边界清楚。见于湿热内蕴证、热毒浸淫证等。

11. 外阴白斑

女性外阴部皮肤或黏膜有大小不等的白斑。见于湿热内蕴证、湿毒证等。

12. 外阴溃烂

女性外阴部皮肤或黏膜有大小不等的溃疡面或点。见于湿热内蕴证、湿毒证等。

13. 子宫脱出

女性子宫下垂，脱出至阴户口或阴户外。见于中气下陷证，或阴挺。又称阴挺、子宫脱垂。

14. 外阴闭锁

女性外阴口封闭不开。多为先天畸形。又称石女。

15. 阴户矢气

女性阴户有气体排出，或阵阵有声，如矢气。见于下焦湿热、蓄血证等。又称阴吹。

（二）月经、带下类

16. 月经色淡

月经颜色较正常浅淡。见于胞宫血虚证、脾肾阳虚证、脾虚痰湿证、胞宫气虚证等。

17. 经色鲜红

月经颜色鲜红。见于热证、胞宫虚热证等。

18. 经色深红

月经颜色深红。见于血热、胞宫虚热证等。

19. 经色暗红

月经颜色暗红。见于肝郁气滞、冲任不调证等。

20. 经色紫暗

经血颜色紫暗不鲜，或夹瘀块。见于痰热内结证、气滞血瘀证、寒邪凝滞证、血虚有寒，或干血痨等。

21. 月经稠厚

月经质地稠厚。见于心肝火旺证、瘀热内结证、湿热蕴结证、痰湿下注证等。

22. 月经黏稠

月经质地稠厚且黏。见于心肝火旺证、瘀热内结证、湿热蕴结证、痰湿下注证、胞宫虚热证等。

23. 月经清稀

经血质地稀薄。见于胞宫血虚证、胞宫气虚证、寒湿凝滞证、肝肾阴亏证、脾肾阳虚证，或血劳、肝著、疫斑热、紫癜病、血溢病等。

24. 经血夹块

月经中混有凝结血块、瘀块。见于胞宫气虚证、血热证，或石瘕、胞宫癌等。

25. 月经提前

月经周期提前七天以上，甚至一月两次。见于血热证、阴虚血热证、肝郁化热证、脾气虚弱证、肾气不固证、瘀血阻滞证、胞宫气虚证、胞宫虚热证、心脾两虚证、胞宫积热证等。又称月经先期。

26. 月经推后

月经周期后延七天以上，甚至四、五十天一行。见于肝郁气结证、痰湿阻滞证、胞宫气虚证、胞宫血虚证、胞宫虚寒证、冲任失调证、寒凝胞宫证、痰凝胞宫证，或月经后期等。又称月经后期、月经推迟。

27. 月经先后不定期

月经不按周期来潮，时或提前时或错后，在七天以上，没有一定规律。见于肝郁气滞证、肾虚证、心脾两虚证、冲任失调证、胞宫气虚证，或功能失调性月经紊乱等。又称经乱。

28. 经闭不行

女子年满 18 周岁尚未初潮，或月经周期建立后停经三个月以上。见于肾气亏虚证、气血两虚证、气滞血瘀证、痰湿阻滞证、阴虚血燥证等。又称闭经。

29. 经期延长

月经周期正常，但行经时间超过七天以上，甚至淋漓半月方止。

见于脾肾阳虚证、湿热蕴结证、气滞血瘀证、胞宫气虚证、胞宫虚热证等。

30. 经血非时而下

月经周期提前或延迟、无定期，或行经持续时间延长或缩短，且连续出现2个周期以上，不能按正常规律行经。见于胞宫气虚证、胞宫血虚证、胞宫虚寒证、胞宫虚热证、心脾两虚证、肝郁化火证、冲任不调证、阴虚血热证、胞宫积热证、寒凝胞宫证、痰凝胞宫证、瘀阻胞宫证，或崩漏、月经先期、月经后期、月经先后无定期、经期延长等。

31. 经血不畅

月经时断时续，量少，色淡或暗，或伴腰腹痛，或夹有血块。见于肝气郁结、气滞血瘀、气血亏虚证等。

32. 月经间期阴道流血

在两次月经之间，出现的周期性少量子宫出血。见于阴虚阳盛证、肝郁化火证、湿热阻滞证、气滞血瘀证等。

33. 月经量少

经血排出量明显减少，甚至点滴即净，或行经时间过短，不足两天，经量也因而减少。见于寒凝胞宫证、胞宫气虚证、胞宫血虚证、胞宫虚寒证、胞宫虚热证、冲任不调证、肝郁化火证、阴虚血热证、痰凝胞宫证、瘀阻胞宫证，或血劳、干血痨、血风劳等。

34. 月经量多

月经量较正常增多，而周期基本正常。见于肝肾阴虚证、肝火偏亢证、冲任虚寒证、湿热下注证、瘀血阻滞证、瘀阻胞宫证、胞宫气虚证、胞宫积热证，或石瘕、胎漏、肝著、疫斑热、紫癜病、血溢病等。又称经血过多。

35. 经血如崩

子宫出血量多而势急如崩。见于血热证、瘀血阻滞证、脾不统血证、冲任不固证等。又称血崩、崩中。

36. 月经淋漓不断

子宫出血量少而势缓，但淋漓不尽，总量仍过多。见于肾虚证、血瘀证、冲任不固证等。又称漏下。若时出血急，时淋漓不断，称为崩漏。

37. 过早绝经

女子不到45岁即已停止行经。见于肾气亏虚证、胞宫虚寒证、肾阴阳两虚证、瘀滞胞宫证、寒凝胞宫证、痰凝胞宫证、胞宫虚热证、气血两虚证，或黑疸、肾亢、血风劳、肠覃等。

38. 经来骤止

指在月经期间，大多在月经周期的第一、二天，由于某种原因而致月经突然停止。见于肝郁气滞、气滞血瘀证等。

39. 闭经溢乳

非妊娠期却见乳房分泌乳样液体并伴有闭经，或停止哺乳（半年后），仍月经不来，持续乳溢。见于肝胃不和、肝气郁结、阳明经气旺盛、气血亏虚证等。

40. 经行溢乳

每逢月经来潮，乳头有乳汁溢出，量或多或少。见于肝郁脾虚证，或垂体肿瘤等。

41. 经前面部粉刺

指每逢经前面部起红色丘疹（痤疮），经后即隐退。见于肺肾阴虚、肺经风热、肝肾阴虚、阳明热盛证等。

42. 经前乳胀

每逢经前3~7天或正值经期出现乳房胀满疼痛，或乳头痒痛，

而经后消失。见于肝郁气滞、肝脾不调、肝肾阴虚证等。

43. 经前不寐

平时睡眠正常，但每值经前即出现失眠，甚至通宵不寐，经后又恢复正常。见于心脾两虚、阴虚火旺、心肝火旺证等。

44. 经行发热

每逢经期或经前出现发热，经后则退。见于肝郁化热、气滞血瘀、痰湿阻滞、气虚证等。

45. 经行头痛

每逢经期或月经前后出现头痛。见于气血亏虚、肝火上炎、气滞血瘀、痰湿阻滞，或内伤头痛等。

46. 经行眩晕

每逢经行出现头晕目眩，视物昏花。见于心脾两虚、肝肾阴虚、脾虚夹湿证等。

47. 经行口糜

伴随月经周期而反复出现的口舌生疮，即月经期口腔溃疡。见于心火上炎、胃热炽盛、阴虚火旺证等。又称经行口疮、月经期口腔溃疡。

48. 经行身痛

伴随月经周期出现的身体或肢节疼痛，经后消失。见于外感风湿、营血亏虚证等，或痹病。

49. 经行身痒

每逢经期或月经前后出现皮肤瘙痒。见于肝血亏虚、肝肾阴虚、肺肾阴虚、血虚生燥证等。

50. 经行腹痛

每逢经期或月经前后出现周期性的小腹疼痛，或胀痛，或隐痛。见于气滞血瘀证、痰瘀阻滞、肝郁气滞、瘀热互结、气血亏虚证等。

51. 经前腹痛

每逢月经来临之前周期性小腹（腰）疼痛。见于肝郁气滞、气滞血瘀证等。

52. 经后腹痛

每逢行经后，小腹（腰）疼痛，周期性发作，多隐痛。见于气血亏虚、肝肾不足证等。

53. 经行腰痛

每逢经期或月经前后腰部作痛，或胀痛，或酸痛。见于肾阴亏虚证、肾气不足、肝肾亏虚证等。若仅见腰酸，或感觉酸软，称为经行腰酸。

54. 经前腰痛

每逢月经来临之前周期性腰部疼痛。见于肾阴亏虚证、肾气不足、肝肾亏虚证等。若感觉腰酸或酸软，称为经前腰酸。

55. 经后腰痛

每逢行经后，腰疼痛，周期性发作，多隐痛。见于肾气虚证、肾阳不足、肝肾亏虚证等。若仅见腰酸，或感觉酸软，称为经后腰酸。

56. 经行呕吐

每逢行经，即恶心呕吐，经后自然缓解。见于脾胃气虚、胃气上逆、痰湿阻滞、肝脾不调证等。

57. 经行吐衄

每逢经期或月经前后出现周期性、规律性的口鼻出血，或眼耳出血。见于肝经郁火、胃热炽盛、肺肾阴虚证等。又称倒经。

58. 经行便血

每逢经期或月经前出现大便下血，经后即愈的周期性发作。见于湿热下注、大肠湿热、肺肾阴虚证等，或某些女性痔疮、内痔患者。

59. 经行浮肿

每逢经前或行经期发生面目及四肢浮肿，经后自行消失。见于脾虚、肾虚、气滞血瘀证等。又称经来遍身浮肿。

60. 经行抽搐

每逢行经时发生肢体抽搐，经后自愈。见于肝血不足、脾肾两虚证。

61. 经行情志异常

每逢月经期出现周期性的情志异常改变，如烦躁易怒，悲伤啼哭，或情志抑郁，喃喃自语，或狂躁不安，而经后又复如常人。见于心脾两虚、肝气郁结、心肝火旺、痰火上扰证等。

62. 经断复行

老年女性月经已断绝一年以上，忽然又再行经。见于阴虚血热、瘀血阻滞证。又称经断复来、老年经断复行。

63. 经断前后抑郁

围绝经期出现以抑郁为主要表现的一系列症状，常伴月经紊乱、眩晕耳鸣、潮热汗出、烦躁易怒，或面目浮肿，或尿频失禁等。见于肝郁气滞、肾气亏虚、肾阴亏虚、肾阳亏虚、肾阴阳两虚证等。

64. 经行感冒

逢行经期间出现感冒症状，如鼻塞、流涕、头痛、恶风寒发热等。见于血虚风寒证、风热证等。

65. 经行目暗

逢月经期间双目眼胞色晦暗。见于肝肾阴虚、痰湿阻滞、肾气虚证等。

66. 经行风疹

月经期间皮肤出现团块样红肿或红疹，时隐时现。见于肺经风热、肝肾阴虚、肝血亏虚证等。

67. 经行泄泻

每逢经期或经前大便溏泻或水泻，经后则愈，呈周期性发作。见于脾虚、肾虚、肝旺乘脾证。又称经来腹泻。

68. 经行瘾疹

每逢经行前后或经期出现皮肤瘙痒，周身隐疹，或融合成团块。见于肺经风热证、肝经风热证等。

69. 经前痤疮

月经前期面部皮肤丘疹隐隐，或痤疮红肿。见于肺经风热、肝肾阴虚、肝血亏虚、湿热阻滞证等。

70. 月经臭秽

月经有恶臭气味，多色暗，或秽浊。见于湿热阻滞、湿毒内聚、瘀热互结证等。

71. 月经气腥

月经血腥气味浓重，或伴经量多。见于气不摄血证、心脾两虚证、肝郁证、湿热证等。

72. 带下量多

阴道分泌物明显增多，或伴色、质、气味异常。见于肾阳虚证、脾虚湿困证、胞宫虚寒证、热入血室证、胞宫湿热证、痰湿内盛证，或阴痒、胞宫病变、妊娠疮疹、花柳毒淋等。

73. 带下绵绵不绝

带下淋漓不断，绵绵不绝。见于脾虚湿困证、胞宫虚寒证等。

74. 带下色白

阴道分泌物色白，或黏稠，或淋漓不断，或带有臭味。见于脾阳虚证、脾虚湿困证、胞宫虚寒证，或胞宫癌、花柳毒淋、妊娠疱疹。又称白带。

75. 带下色黄

阴道分泌物色黄，或黏稠，或淋漓不断，或有腥臭气。见于热入血室证、脾虚湿困证、阴虚夹湿证、阴虚内热证，或阴痒、胞宫病变等。又称黄带。

76. 带下色红

阴道分泌物带有红色黏液。见于阴虚内热证。

77. 带下色黑

阴道分泌物带有黑色黏液。见于阴虚内热证、肾阴虚证、阴虚火旺证等。

78. 带下色绿

阴道分泌物带有绿色黏液。见于下焦湿热证、湿毒证、肾阴虚证等。

79. 带下杂见五色

阴道分泌物呈多种颜色，如白、黄、红、黑、绿等。见于阴虚夹湿证、瘀滞胞宫证，或胞宫癌等。又称五色带。

80. 带下夹血

阴道分泌物中夹有血块或血丝。见于胞宫湿热证、瘀热证，或月经间期阴道出血、胞宫癌、胞宫病变等。

81. 带下如水

阴道分泌物极清稀，如淘米水样。见于脾虚湿蕴证、下焦湿热证、胞宫虚寒证，或胞宫癌等。

82. 带下清稀

阴道分泌物质地清稀。见于肾阳虚证、脾阳虚证、胞宫虚寒证、脾虚湿困证等。

83. 带下如涕

阴道分泌物如涕，时清时浊。见于脾虚湿蕴证、下焦湿热证等。

84. 带下黏稠

阴道分泌物质地黏稠。见于湿热下注证、湿毒、阴虚夹湿证、胞宫湿热证等。

85. 带下秽浊

阴道分泌物浑浊，或如米泔，闻之臭秽。见于湿毒证、胞宫湿热证，或阴痒等。

86. 带下气腥

阴道分泌物闻之气腥。见于肾阳虚证、胞宫湿热证，或胞宫癌等。

87. 带下腐臭

阴道分泌物闻之有腐臭气。见于湿毒证、湿热下注证、湿热蕴毒证等。

88. 带下如脓

阴道分泌物如脓液样。见于湿毒证、胞宫湿热证，或阴痒等。

89. 带下如豆渣状

阴道分泌物如豆渣样。见于湿热下注证，或霉菌性阴道炎等。

90. 带下如泡沫状

阴道分泌物夹有较多气泡，如泡沫样。见于湿热下注证、脾虚湿困证，或滴虫性阴道炎等。

（三）胎产类

91. 早孕阴道流血

怀孕后 3 个月内，出现不规则阴道流血，多伴有小腹、会阴部下坠感，或伴呕吐等反应剧烈，或腰酸乏力。见于气血两虚证、肾虚证等，或胎动不安、胎漏。

92. 妊娠呕吐

怀孕后呕吐较剧烈，甚或饮食不下。见于脾虚证、肝经热证，或妊娠恶阻等。

93. 妊娠小腹下坠感

怀孕后自觉小腹及会阴部有明显下坠感，或伴流血、腹痛、腰酸等。见于气血两虚、肾虚、瘀血阻滞证等，或胎动不安、胎漏。

94. 妊娠腹痛

怀孕后腹痛，或伴小腹下坠、阴道流血。见于气血两虚证，或胎漏、小产等。

95. 妊娠眩晕

怀孕后眩晕，或伴血压高、水肿。见于肝阳上亢证、肝郁脾虚证、脾虚痰湿证，或妊娠眩晕。

96. 妊娠水肿

怀孕后出现肢体水肿，或伴高血压、蛋白尿。见于脾虚水泛证、肝阳上亢证，或妊娠眩晕等。

97. 妊娠中/后期阴道流血

怀孕3月后至产前，阴道流血，或急或缓，或伴小腹疼痛、下坠感。见于气虚证、气滞血瘀证，或胎漏、小产等。

98. 妊娠面部色斑

怀孕后面部出现色斑，多无其他伴随症。见于胃热证、阴虚证等。

99. 妊娠厌食

怀孕后厌恶进食，甚或恶闻食物气味，或伴呕吐。见于食滞胃肠证、脾胃虚弱证等。

100. 难产

足月妊娠，腹痛，但产程延长，胎儿不能顺利降生。又称滞生。

101. 产后便秘

生产后，产妇大便干燥、秘结。见于产后血虚、阴虚等证。

102. 产后多汗

生产后，产妇出汗多。见于产后气血亏虚、表虚等证。

103. 产后缺乳

生产后，产妇乳汁少，或无乳汁分泌。见于脾虚证、肝郁气滞证、瘀血阻络证等。

104. 产后恶风

生产后，产妇怕风、怕冷。见于产后血虚、表虚等证，或产后外感等。

105. 恶露不畅

胎儿娩出后，胞宫内的瘀血和浊液排出较少，或下而忽然终止。见于肝郁气滞证、血瘀证、气血两虚证。

106. 恶露不下

胎儿娩出后，胞宫内的瘀血和浊液留滞不下，或虽下甚少，或伴有小腹疼痛。见于肝郁气滞证、血瘀证、寒湿凝滞证、气血两虚证。

107. 恶露量少

胎儿娩出后，胞宫内的瘀血和浊液排除量少，多伴排除不畅。见于血瘀证、气虚证等。

108. 恶露黏稠

胎儿娩出后，排除恶露质地黏稠。见于血热证、血瘀证。

109. 恶露有块

胎儿娩出后，排除恶露中夹有瘀血块。见于血瘀证。

110. 恶露色红

胎儿娩出后，排除恶露颜色鲜红。见于血热证、血瘀证、阴虚证等。

111. 恶露紫暗

胎儿娩出后，排除恶露颜色紫暗。见于血瘀证。

112. 恶露色淡

胎儿娩出后，排除恶露颜色较淡。见于气虚证。

113. 恶露不净

产后排除恶露持续3周以上，仍淋漓不净。见于气虚证、血瘀证、血热证、阴虚证。又称恶露不断、恶露不绝。

114. 恶露量多

胎儿娩出后，排除恶露量多，多伴持续时间长，排不尽。见于气虚证、阴虚证、血热证。

115. 恶露清稀

胎儿娩出后，排除恶露质地清稀，多伴量多。见于气虚证、肾虚证等。

116. 恶露臭秽

胎儿娩出后，排除恶露闻之臭秽。见于血热证、湿热证等。

第六章

形体、头面、四肢体征

一、身体形态

1. 身振摇

身体振振摇动，不能正常行走。见于肝风内动证、阴虚证等。

2. 筋挛

身体筋肉收缩绷紧，不能自主活动。见于肝肾阴虚证、阳虚证、血虚证，或痹病等。

3. 瘫痪

肢体软弱无力，肌肉弛纵不收，难于活动或完全不能活动。见于肺胃津亏证、肝肾阴虚证、湿热阻痹证、寒湿阻滞证、脾胃气虚证、肾阳虚证、瘀血阻络证、肝郁血虚证，或中风、脊椎损伤、痿躄、风痱等。又称摊缓。

4. 偏瘫

左侧或右侧上下肢不能随意活动。见于风中经络证、肝阳化风证、痰热内闭证、痰蒙心窍证、气虚血瘀证、肝肾亏虚证，或中风后遗症、中风入脏等。又称半身不遂。

5. 软瘫

肌肉瘫软无力，多伴肌肉萎缩。见于肺胃津亏证、肝肾阴虚证、湿热阻痹证、寒湿阻滞证、脾胃气虚证、肾阳虚证、瘀血阻络证、肝郁血虚证，或中风、脊椎损伤、痿躄、风痱等。

6. 硬瘫

肌肉僵硬，不能活动。见于肺胃津亏证、肝肾阴虚证、湿热阻痹证、寒湿阻滞证、脾胃气虚证、肾阳虚证、瘀血阻络证、肝郁血虚证，或中风、脊椎损伤、痿躄、风痱等。

7. 截瘫

两下肢重着无力，难以行动，但上肢一般正常，或脊柱某横断面以下感知觉丧失，不能自主运动。见于肺胃津亏证、肝肾阴虚证、湿热阻痹证、寒湿阻滞证、脾胃气虚证、肾阳虚证、瘀血阻络证、肝郁血虚证，或风痱、外伤、脊椎病变、痿躄等。

8. 角弓反张

项背强急，腰背反折，身体后仰如弓。见于肝风内动证，或急性热病、惊风、破伤风等。

9. 全身抽动

全身肌肉抽动，甚或四肢抽扯摆动，或伴强直。见于风痰闭神证、痰热内扰证、脾虚痰湿证、瘀阻清窍证、肝郁痰火证、肝肾阴虚证、血虚动风证，或痫病脑瘤、颅脑痈等。

10. 浮肿

全身或局部肢体肿胀，分为水肿和气肿。皮肤肿胀而光亮，按之凹陷者为水肿，见于风寒袭肺证、风热犯肺证、水湿困脾证、脾阳虚证、肾阳虚证，或阳水、阴水等。皮色不变，按之即起者为气肿，见于气滞血瘀、痰湿阻滞、气血两虚证等。又称周身浮肿、身肿。

11. 身黄

全身皮肤发黄。见于肝胆湿热证、脾虚证，或黄疸等。

12. 肥胖

机体脂肪沉积过多，体形发胖，超乎常人。见于痰湿中阻证、气虚证，或肥胖病等。

13. 肢体肿胀

身体局部肿胀，上肢或下肢，一侧或两侧肢体肿胀。见于风寒袭肺证、风热犯肺证、水湿困脾证、脾阳虚证、肾阳虚证、气滞血瘀证，或外伤、水肿等。

14. 消瘦

肌肉瘦削，体重轻于正常范围，甚则骨瘦如柴。见于脾胃气虚证、气血虚弱证、肺阴虚证、胃热炽盛证、肝火亢盛证，或虫积、腹泻、虚劳、久病耗损等。又称风消、羸瘦等。

15. 大肉尽脱

肌肉极度瘦削如脱，致使人体外形发生明显变化。见于脾气虚证、气血两虚证、精血亏虚证、气液枯涸证、脏腑精气衰竭等。又称脱形。

16. 四肢不欲动

四肢困乏无力，不愿移动。见于气血两虚证、湿困脾胃证、痰湿内蕴证、暑伤气阴证、暑湿内蕴证、肝胆湿热证、脾肾阳虚证、脾虚湿困证、心脾气虚证、肝肾阴虚证，或神劳、血劳、瘿劳、肌痿、肝热病、肝著、心衰、伤暑、疰夏、肥胖病等。又称懈怠懒动。

17. 肌肉萎缩

全身或局部肌肉瘦消、松弛痿软。见于湿热阻络证、脾气下陷证、脾虚营亏证、气阴亏虚证、气虚血瘀证，或肌痿、痿躄、肢痿、肌痹、偏痹、肢痹、脾痿、风痱、软脚瘟、梅毒等。

18. 惊跳

受到惊吓，或自觉惊慌，心中惕惕不安，或肌肉跳动，身体跃起，不能控制。见于心胆气虚证、痰火扰心证、心火亢盛证、肝郁血虚证等。

19. 肢体振颤

身体震摇颤动或蠕动。见于肝风内动证、风痰阻络证、风湿痹阻证、脾虚证、血虚生风证、阴虚生风证等。

20. 畏缩多衣

身体因寒冷而蜷缩，多加衣被。多见于寒证、虚证。

21. 欲揭衣被

不欲盖衣被，盖上即欲揭开。多见于实证、热证。

22. 以手护腹

腹部不适，喜用手按之，不愿移开。多见于虚证、寒证，如脾虚、腹痛等。

23. 以手按腰

腰部不适，喜用手按之，不愿移开。多见于虚证、寒证，如肾虚、腰痛等。

24. 以手护心

心胸部不适，用手按之。见于心气虚证、气阴两虚证、心血虚证，或心悸、胸闷等。

25. 仰身突腹

喜仰面仰身卧，而胸腹挺起。见于阳、热、实证。

26. 仰卧伸足

喜仰卧，手足伸直。多见于实、热证。又称喜仰卧。

27. 蹙额捧头

皱眉，以手捧头。见于风湿外袭、风寒表证、阳明经证，或头部疾病，如头痛、眩晕等。又称皱眉捧头。

28. 皱眉心

皱眉头，拧眉心。见于疼痛证、肝郁气滞证等。

29. 掷手扬足

手足抽搐，动作增多，变化多端，不能自制。见于阳热证、阴虚动风证，或小儿多动症等。

30. 叉手冒心

胸部正中不适，以双手捧住胸口。见于痰浊阻滞证、水气凌心证、心脉痹阻证等。可与心悸、胸闷、胸痛并见。

31. 搥胸

以拳捶打胸口部。见于肺胀、肺衰、哮病等。

32. 循衣摸床

病人无意识地以手顺着衣角或床边摩挲。见于热结腑实证，或疾病危重阶段亡阴、亡阳证。

33. 撮空理线

病人在危重阶段双手无意识地在空中移动。见于热结腑实证，或疾病危重阶段亡阴、亡阳证。

34. 坐而肢垂

坐而足下垂，掉两手，不能上举。见于湿热阻络证、脾虚气陷证、脾虚营亏证、气阴亏虚证、脾肾阳虚证，或肌痿、肉痿等。

35. 坐而喜伏

坐而喜扑伏，或俯卧。见于阴、寒、虚证。

36. 坐而喜仰

坐而喜仰胸。见于阳、热、实证。

37. 坐不得卧，卧则气逆

不能平卧，平卧则气促胸闷。见于痰浊壅肺证、水气凌心证、心气虚证，或悬饮、心水等。又称端坐呼吸、不得平卧。

38. 卧不耐坐，坐则昏沉头眩

无力坐起，坐或坐稍久则头昏目眩。见于肺胃津亏证、肝肾阴虚证、湿热阻痹证、寒湿阻滞证、脾胃气虚证、肾阳虚证、瘀血阻络证、肝郁血虚证、气血两虚证，或中风、脊椎损伤、瘫痪等。

39. 卧起不安

或卧或起焦躁而不能安稳。见于余热内扰证，或结石梗阻绞痛、蛔厥等。

40. 辗转不宁

卧床而来回翻转不宁，不能安眠。见于结石梗阻绞痛、蛔厥、外感热病等。

41. 抱膝而坐

因自觉不适，而被迫坐位，蜷曲双腿，以手抱膝。见于胃肠湿热、脾胃虚寒，或腹痛、胃脘痛等。

42. 坐而欲起

烦躁不安，不能静坐，坐下即欲站起。见于肝阴虚、胆郁痰扰、余热内扰证，或结石梗阻绞痛、蛔厥等。

43. 坐而难立

只欲坐卧，而不能站立。见于肺胃津亏证、肝肾阴虚证、湿热阻痹证、寒湿阻滞证、脾胃气虚证、肾阳虚证、瘀血阻络证、肝郁血虚证，或瘫痪、痿躄、中风、脊椎损伤等。

44. 坐而不欲起

只欲坐卧，而不愿站立。见于肺胃津亏证、肝肾阴虚证、湿热阻痹证、寒湿阻滞证、脾胃气虚证、肾阳虚证、瘀血阻络证、肝郁血虚证，或瘫痪、痿躄、中风、脊椎损伤等。

45. 手舞足蹈

手足自主或不自主地舞动，动作多且变化多端，状似舞蹈，甚则伴抽搐，而不能自制。见于外感风邪、肝肾阴虚证、气血两虚证、肝郁血虚证、肾精亏虚证，或狂病、振颤、中风、舞蹈病等。

46. 不能久立

不能站立过久，稍久则疲乏或头昏目眩。见于肾虚证、肝肾阴虚证、湿热阻痹证、寒湿阻滞证、肾阳虚证、肝郁血虚证，或瘫痪、痿躄、中风、脊椎损伤等。

47. 不能坐起

不能坐起或是坐则眩晕。见于痰湿阻滞证、肝肾阴虚证、湿热阻痹证、寒湿阻滞证、脾胃气虚证、肾阳虚证、瘀血阻络证、肝郁血虚证、气血两虚证，或中风、脊椎损伤、瘫痪等。

48. 不能直立挺胸

无法直立，抬头挺胸，喜趴伏。见于肝肾阴虚证、湿热阻痹证、寒湿阻滞证、脾胃气虚证、肾阳虚证、瘀血阻络证、肝郁血虚证，或瘫痪、痿躄、中风、脊椎损伤等。

49. 转侧痛楚

周身疼痛不能平卧，反复转侧而不得缓解。见于结石梗阻绞痛、蛔厥等。

50. 步履艰难

迈步前行艰难。见于痿躄、中风等。

51. 跛行

行走时一腿抬高，足掌不能跷起，靠腰、髋、大腿带动前行。见于气虚血瘀证、阴虚阳亢证、肝肾亏虚证、寒湿瘀阻证、毒热壅瘀证，或中风、脱疽、腰椎间盘突出、痹病等。

52. 左或右足画弧

行走时，左或右侧下肢因肌肉紧张而作画圆弧样动作。见于阴虚动风证，或中风、振颤病等。

二、头面体征

(一) 头颅、头发

1. 头面红肿疼痛

头面部发红、肿胀、疼痛难耐,或伴憎寒壮热。多见于大头瘟、蜂螫伤、烧伤,或瘟毒证、火毒证、湿毒证等。

2. 头大

婴幼儿的头形超出该发育阶段头形的正常范围。见于先天不足、风湿痰热毒邪侵袭、肝肾亏虚证,或解颅等。

3. 头小

小儿头颅较正常小。见于先天不足、风湿痰热毒邪侵袭、肝肾亏虚证,或尖颅等。

4. 头面呈上大下小的倒梯形

头形呈上大下小的倒梯形。见于先天肾精不足证、脾胃失调证,或佝偻病、胎传梅毒等。

5. 头面呈两头小中间宽

头形呈两头小中间宽。见于先天不足、风湿痰热毒邪侵袭、肝肾亏虚证,或尖颅等。

6. 头面上小下大

头形呈上小下大的梯形。见于先天肾精不足、脾胃失调证,或佝偻病、胎传梅毒等。

7. 方颅

头的额部前凸,颞部向两侧凸出,头顶部扁平,头部呈方形。见于先天肾精不足、脾胃失调证,或佝偻病、胎传梅毒等。又称头方。

8. 囟门突起

囟门处皮肤高出头皮，呈突起之状。见于火毒上攻证、寒湿凝滞证等。又称囟填。

9. 前囟凹陷

囟门下陷。见于脾肾阳虚证、津液亏虚证，或汗、吐、下伤津证等。

10. 囟门迟闭

婴儿出生后，至2岁，囟门仍不闭合，甚则头缝开解。见于解颅、佝偻病，或肾虚髓亏证、脾虚失调证、脾虚水泛证、热毒蕴结证等。又称囟门不合、囟开不合、囟解、解颅。

11. 囟门早闭

婴儿出生后，未至1岁，囟门即闭合，甚则头小。见于肾虚髓亏证、脾虚失调证等。

12. 前囟宽大

前囟较同龄幼儿宽大。见于肾气亏虚证、脾虚水泛证、热毒蕴结证，或解颅、佝偻病等。

13. 颅缝开解

颅缝裂开不合。见于肾气亏虚证、脾虚水泛证、热毒蕴结证，或解颅、佝偻病等。

14. 头皮色红

头部皮肤呈红色。多见于热毒证、湿热证，或头部疮疖、痈等。

15. 头皮血肿

头皮上有出血肿块。见于头部、头皮外伤等。

16. 头皮下肿块

头皮下长有肿块，或软或硬，或可移动，或难移动。见于湿热证，或蝼蛄疖、小儿暑疖、暑热、胎毒等。

17. 头皮囊肿

头皮上长有囊性肿结或块，多较柔软，见于皮下囊肿等。

18. 头部疖肿

头皮生疖肿，或痛，色红，灼热。见于湿热证，或蝼蛄疖、小儿暑疖、暑热、胎毒等。又称蟮拱头、蝼疖。

19. 头部生疮疡

头部生疮肿脓疡，或红肿，或溃烂。见于湿热证，或蝼蛄疖、小儿暑疖、暑热、胎毒等。

20. 疖肿串空头皮

发于头皮部的多个毛囊炎及毛囊周围炎串联成片。见于湿热证，或蝼蛄疖、小儿暑疖、暑热、胎毒等。

21. 头生白痂

头部脱片状白屑，或伴久则发失光泽、折断，或瘙痒。多见于血热化燥，或头部痈肿、疖、疮等。

22. 头倾

头倾斜低垂，无力抬举。见于精神将夺、脾气虚证、肾虚髓亏证，或颈部外伤等。

23. 头摇

头部不自觉地摇动，或摇晃、摇摆不能自制。见于肝阳上亢证、阴虚动风证、气血两虚证等。又称摇头。

24. 头偏

头偏向身体一侧，或左，或右，或前，或后。见于颈部扭伤、瘿瘤、颈部痈疽、颈痹，或肝风内动、风湿阻络、瘀血阻滞等。

25. 头仰

项部强硬，不能前俯。多见于温病火邪上攻、肝风内动，或脑髓病变等。

26. 头屑多

头皮呈碎屑状，多伴头皮瘙痒。多见于血热化燥、阴虚湿热等证。

27. 脱发

由各种原因所致的头发脱落。见于气血两虚证、阴虚血热证、瘀血阻滞证、脾肾阳虚证、肾精亏虚证，或脱发病、血风劳、瘿劳、发蛀脱发、油风脱发、肥疮、疳病等。

28. 斑秃

头发突然成片脱落而头皮平滑光亮。见于血虚生风证、血热生风证，或脱发病、斑秃病、油风脱发等。

29. 全秃

头发完全脱落。见于血虚生风证、血热生风证，或脱发病、油风脱发等。

30. 头发无光泽

头发干枯、缺少光泽。见于血热化燥证、脾气虚证、气血两虚证，或疳病等。又称头发灰暗。

31. 头发枯萎

头发干枯，或伴稀少而黄，毫无光泽。见于脾胃不和证、精血亏虚证、先天不足、气血两虚证、脾气虚证，或秃疮、疳病等。

32. 头发易折断

头发干枯，韧性差，容易断裂，或伴柔软、枯萎。见于血热化燥证、脾气虚证、气血两虚证，或疳病、脱发病等。

33. 头发色白

头发颜色变白，或部分白发，或全白。见于肝肾亏虚证、气血两虚证，或老年、先天遗传（少白头）等。

34. 头发色红

头发颜色发红。见于血热化燥证、脾气虚证、气血两虚证，或疳病、染发、先天遗传等。

35. 头发色黄

头发颜色发黄。见于久病失养、肾气虚、精血亏虚证、脾胃气虚证、脾虚食积证、气血两虚证，或染发、疳病等。

36. 头发束状

发结如束。见于脾胃气虚证、脾胃食积证、气血两虚证，或疳积等。

37. 头发结穗

小儿发结如穗，枯萎不泽。见于脾胃气虚证、脾胃食积证、气血两虚证，或疳积等。又称发结如穗。

38. 头发卷曲

头发弯曲，或卷曲。见于自然卷发，或脾虚食积、阴虚有热等证。

39. 头发直立

头发挺直、竖立。见于外感病，或暑热证、湿热证等。

（二）面部

40. 面色少华

面色稍少光泽，不够荣润。见于心肝血虚证、脾胃气虚证、脾虚食积证、虫积肠道证，或血劳、紫癜病、疳病、黄胖病等。

41. 面色无华

面失荣润，皮肤干枯无华。见于心肝血虚证、脾胃气虚证、脾虚食积证、虫积肠道证，或血劳、紫癜病、疳病等。

42. 面色晦暗

面色灰暗，不光亮，或兼青灰色。见于脏腑精气衰败、胃气绝、重证、脾肾阳虚证，或肝积等。

43. 面色青

面部显露青色。见于寒邪束表证、寒滞肠道证、心肾阳衰证、心血瘀阻证、热动肝风证、肝郁气滞证、肝郁脾虚证、阴寒内盛证、寒凝血瘀证、气机郁闭证、肝经虚寒证，或初生不啼、脐风、惊风先兆等。

44. 面色紫暗

面部显露青紫色而暗。见于风毒入络证、瘀热阻络证，或冷厥等。

45. 面色黑

面部显露黑色。见于肾虚证、阳虚证、瘀血阻络证等。

46. 面色灰黑

面色发暗，或伴青灰，似有烟炱。见于血瘀证、肾虚证、久病脏气衰弱，或黧黑斑等。

47. 面色黧黑

面色黑而晦暗，较灰黑更黑。见于血瘀证、阳虚证、肝肾阴虚证、脾肾阳虚证，或黑疸、黧黑斑等。

48. 面色黄

面色较正常黄。见于脾虚湿困证、心肝血虚证、脾胃气虚证、脾虚食积证、虫积肠道证，或鼓胀、血吸虫病、黄疸、积聚、黄胖病、血劳、紫癜病、胃痞、胃胀、脾瘘、厌食、疳病等。

49. 面色黄胖

面色黄而虚浮，或虚胖似肿。见于脾气虚衰证、湿邪内阻证，或黄胖病等。

50. 面色萎黄

面色黄而少光泽，无华。见于心肝血虚证、脾胃气虚证、脾虚食积证、虫积肠道证，或血劳、紫癜病、胃痞、胃胀、脾瘘、厌食、疳病等。

51. 面色乍黄乍白

面色忽黄忽白，或不均匀。见于疳病等。

52. 面色青黄

面色黄中透青，或青中带黄。见于肝郁脾虚证、气滞血瘀证、肝郁气滞证，或疳积、疼痛病等。

53. 面色白

面部缺乏血色而发白。见于气血两虚证、心阳气虚证、亡阳证、气机郁闭证、阳虚水泛证、阳脱、血脱，或血疸、蚕豆黄、产后血晕、紫癜病、血劳、髓劳、虚眩、血风劳、妊娠贫血、风厥、痰厥、客忤、冷厥、饥厥、厥心痛、心厥、暑脱、疼痛、蛔厥、皮水、石水、肾水、正水等。

54. 面色㿠白

面色无光而淡白。见于心阳气虚证、阳虚水泛证，或石水、皮水、肾水、正水等。

55. 面色忽青忽白

面色时青时白，青白不匀。见于虫积腹痛、瘀血疼痛、疳积，或寒凝血瘀等。

56. 面色苍白

面部因缺乏血色而发白。见于阳气暴脱证、阴寒内盛证、气机郁闭证、亡阳证，或初生不啼、血风劳、妊娠贫血、冷厥、恶核、血癌等。

57. 面色淡白

面色淡而发白。见于血虚证、失血证、气血两虚证，或血劳等。

58. 面色红赤

面部颜色较正常人红。见于风热外袭证、阳明经证、热入营血证、阴虚内热证、肝火上炎证、肝阳上亢证、血热内扰证等。

59. 面色潮红

面部以两颧发红明显，如潮水涨落般隐现，或伴烘热。见于阴虚证，或绝经前后诸症、一氧化碳中毒等。

60. 面红如妆

面色白而两颧泛红如妆。见于戴阳证、虚阳浮越证等。

61. 颧红

颜面两颧部呈现鲜红色，红色持久不变。见于心火亢盛证、肝肾阴亏证、阴虚内热证，或痨瘵、肺痨，或高原生活等。

62. 腮部发红

颜面两腮部发红。见于心火亢盛证、肝肾阴亏证、阴虚内热证，或痨瘵、肺痨、风心痹等。

63. 满面通红

面色通红，甚则如醉酒面容。见于热性病热盛期、气分热盛证等。

64. 面部黑斑

面部皮肤出现点状、网状、片状、地图状的黑斑，齐平于皮肤，抚之不碍手。见于肝肾阴虚证，或黧黑斑、黑变病等。

65. 面部褐斑

面部皮肤出现点状或片状的褐色斑，不高出皮肤，抚之不碍手者，常分布于鼻两侧。见于肾水亏虚证、风热阻络证、肝肾阴虚证，或雀斑等。

66. 面部白斑

面部出现白色斑块。见于肌肤瘀滞证、肝肾阴虚证，或白驳风、虫积等。

67. 面部黄斑

面部出现黄色斑块。见于脾虚湿盛证等。

68. 面部红斑

面部出现红色斑块。见于风热郁滞肌肤证、阴虚火旺证、肌肤瘀滞证、气阴两虚证，或面游风、蝶斑疮、蝶疮流注、酒齇鼻等。

69. 面颊红斑如蝶

以鼻梁为中心，在面颊两侧对称分布，状似蝶形的红色斑块，或暗红色皮损。见于气滞血瘀证、毒热炽盛证、阴虚内热证、脾肾不足证，或风湿热痹、蝶疮流注、蝶斑疮等。

70. 面部青/紫斑

面部出现青紫色斑块。见于肾水亏虚证、风热阻络证、肝肾阴虚证、气滞血瘀证等。

71. 额上青筋显现

额部青筋凸显易见。见于小儿疳积、惊风，或脾虚肝旺证、心血瘀阻证、风邪内伏等。又称山根青。

72. 面部生疖

面部出现创面较局限，中心少灰白的疖肿。见于疖病（即急性化脓性深毛囊炎和毛囊周围炎）热毒蕴结证、暑热浸淫证、体虚毒恋证等。

73. 颜面生疔

颜面部出现初起似粟，坚硬根深，状如钉丁的疮肿。见于急性化脓性疾患（颜面疔疮）热毒蕴结肌肤证、火毒炽盛证、余毒未清证、毒入营血证等。

74. 面部痤疮

面部出现皮损如针头到秫米大小、红色的毛囊丘疹。见于金葡菌引起的化脓性毛囊炎（化脓痤疮）、痤疮等，或肺热壅盛证、脾虚湿困证、风热搏结证等。

75. 面部疤痕

面部皮肤受损后异常修复而形成的印记，或大，或小，或有色素沉着。见于外伤、手术后，或痤疮、痈肿、疮疡愈合后，或血瘀证等。

76. 颜面浮肿

面部虚浮作肿，或轻或重，按之应手而起。见于风水、水胀、肾水、女性经期或更年期，以及肺气虚证、脾阳虚证等。

77. 面部肿胀

颜面部肿胀，或红或颜色不变，或伴有肿痛。见于风湿犯头证、风热犯头证、脾肾阳虚证，或水肿、发颐、痄腮、抱头火丹等。

78. 颐颔肿胀

颐颔部肿胀疼痛。见于热毒蕴结证、脓毒蕴结证、热毒内陷证，或发颐等。

79. 腮部漫肿

腮部大面积肿胀。见于湿毒袭表证、热毒蕴结证、湿热毒蕴证，或齿槽风、痄腮等。

80. 腮颊肿胀

腮部耳前颊车之处，突然肿起，若肌肉浮而不着骨者。见于疫毒侵袭证、热毒炽盛证、脾胃积热证、肝郁痰凝证、血瘀气滞证，或痄腮、发颐、腮癌等。

81. 腮颊腐溃

腮部耳前颊车之处，破溃腐烂。见于痈、疮、疔、疖、发颐，或痈肿成脓、热毒蕴结等。

82. 前腮溃脓

前腮部破溃流脓。见于正虚毒恋证，或齿槽风等。

83. 腮管溢脓

腮导管处流脓溢出。见于正虚毒恋证，或齿槽风等。

84. 腮颊流脓

腮颊处脓肿溃口流脓。见于正虚毒恋证，或齿槽风等。

85. 颜面抽动

眼睑、嘴角及面颊肌肉抽搐，通常仅出现于一侧。见于肝血虚证、肝风内动证、风痰入络证、肝血郁结证、风邪袭络证，或中风等。

86. 面肌颤动

面部局部肌肉阵发或连续地抖动，常不可自止。见于血虚受风证、风痰阻络证、肝风内动证，或中风等。

87. 口角抽动

口角处肌肉不自觉地抽搐颤动。见于血虚受风证、风痰阻络证、肝风内动证，或中风等。

88. 苦笑面容

面部肌肉痉挛，而出现痉笑面容。见于风邪犯表证、气阴两虚证，或脐风、破伤风、摄口风等。

89. 痛苦面容

因疼痛而出现面肌紧张、痉挛，看似痛苦不堪。见于各种痛症、重病或慢性病患者。

90. 面无表情

面部肌肉不受意识支配，对外界无明显情绪反应，或无情绪的喜、怒，甚或痉挛，或松弛。见于重病、慢性病。

三、五官体征

（一）眼部

1. 眼睑浮肿

睑胞虚浮肿胀，以下眼睑、眼袋明显。见于肉轮气虚证、脾肾阳虚证、脾气虚证、心脾气血两虚证，或风水、肾水、水肿病、更年期女性等。

2. 眼睑水肿

上下睑胞肿胀，自觉睑胞沉重。见于肉轮风热证、肉轮热毒证、热毒内陷证、水湿内停证、脾肺气虚证、心脾两虚证，或胞睑病变、风水、正水、石水、肾水等。

3. 眼睑下垂

上睑抬举无力或不能抬起以致睑裂变窄，甚至遮掩部分或全部瞳神，影响视物。见于气血两虚证、风痰阻络证、脾肾两虚证，或睑废、重症肌无力等。

4. 眉毛脱落

一侧或两侧眉毛脱落。见于精血不足证、肾虚证，或麻风、普秃等。

5. 眼睑肿核

胞睑内生核状硬结，逐渐长大，多不红不肿。见于眼睑肿核病，或肉轮痰湿证、痰热搏结证等。

6. 胞睑色红

睑肤局部红赤，如涂丹砂。见于气轮热毒证、肉轮风热证、肉轮湿热证、肉轮热毒证，或眼睑丹毒等。

7. 胞睑色黯

眼胞皮肤色暗红、晦暗。见于肾虚证、血瘀证等。

8. 胞睑青紫

眼胞肿胀色青，血脉瘀滞。见于肉轮血瘀证，或头眼部外伤、振胞瘀痛、颅底骨折等。

9. 胞长菌瘤

眼胞生长赘物或软或硬。见于气滞血瘀证，或胞生菌瘤病等。

10. 睑弦潮红

眼睑结膜潮红充血。见于肉轮风热证、肉轮湿热证、肉轮热毒证，或眼睑湿疹、风赤疮痍等。

11. 睑弦赤烂

睑弦部潮红溃烂，或眦部睑弦潮红糜烂。见于血虚风燥证、肉轮热毒证、肉轮风热证、肉轮湿热证、风热夹湿证，或睑弦赤烂、风赤疮痍等病。

12. 倒睫拳毛

睫毛倒入，内刺睛珠，多伴涩痛流泪，羞明难睁，渐生翳膜。见于倒睫拳毛病，或肉轮风热证、肉轮气虚证、肉轮湿热证等。又称倒睫。

13. 睫毛稀疏

睑缘睫毛生长稀疏。见于肉轮风热证、肉轮湿热证、肉轮热毒证、血虚风燥证，或睑弦赤烂病等。

14. 睫毛乱生

睑缘睫毛生长无规律，或伴倒睫。见于倒睫拳毛病，或肉轮湿热证、血虚风燥证等。

15. 睑板色淡

眼睑内睑板颜色淡白。多见于血虚证、气血两虚证。

16. 睑板色赤

眼睑内睑板充血，颜色红赤。多见于风热证、湿热证，或沙眼、赤眼、天行赤眼等病。

17. 睑内结石

胞睑内睑板生黄、白色细小颗粒，质地坚如石，状如碎米，多生于上睑。见于睑内结石病，或痰浊凝聚证等。

18. 睑板与白睛粘连

胞睑内面睑板与白睛表层黏连。见于睥肉粘连病，脾胃积热证、阴虚内热证等。

19. 胞肉胶凝

因眼睑分泌物较多，上、下眼睑黏闭，必得润而后可开。见于目眵病、胞肉胶凝病，或湿热证、痰浊凝聚证等。

20. 皮翻黏睑

内睑翻转于外睑之上，皮急吊于外，眼睑向外瞠开，甚者不能复位。见于皮翻黏睑病，或风痰阻络证等。

21. 上下胞睑紧缩

上、下胞睑紧缩，影响目的启闭。见于睥急紧小病，或脾气虚证、阴血亏虚证等。

22. 目劄

胞睑频频眨动，不能自主，或伴目涩不适。见于目劄病，或脾虚肝旺证、阴虚肺燥证、肉轮风热证、肝郁气滞证等。又称眨眼、目眨。

23. 眼胞振跳

上胞或下睑不能自控地搐惕瞤动。见于目瞤病，或血虚生风证、心脾两虚证、肝阳化风证等。

24. 睑不能闭

上、下眼睑不能正常闭合，留有缝隙。见于面中风、睑废，或风中经络、痰湿阻络、瘀血阻络、气虚下陷等证。

25. 眦部黄斑

在眦部与黑睛之间的白睛上，有略隆起之淡黄色斑块。见于眦部黄斑病、黄油障，或湿热蕴结证、风热袭肺证等。

26. 眦角赤烂

眦部皮肤红赤溃烂。见于眦帷赤烂病，或肉轮湿热证、肉轮热毒证、心热阳虚证等。

27. 赤脉传睛

眼内有赤脉从大眦或小眦开始，横贯白睛。见于赤脉传睛病，或血轮实热证、血轮虚热证等。

28. 大眦赤脉传睛

赤脉从大眦开始，横贯白睛。见于赤脉传睛病，或血轮实热证、血轮虚热证等。

29. 小眦赤脉传睛

赤脉从小眦开始，横贯白睛。见于赤脉传睛病，或血轮实热证、血轮虚热证等。

30. 眦生胬肉

眦部生有息肉，初起如缕，逐渐缕根生出大片红肉，向黑睛延伸。见于眦生胬肉病、胬肉攀睛，或气轮风热证、血轮虚热证、血轮实热证等。

31. 大/小眦肿核

目内/外眦生有肿核。见于眦生肿核，或心火上炎证、脾胃蕴热证、肝胆风热证、风热外袭证、热毒炽盛证、正虚邪恋证等。

32. 胬肉攀睛

目眦部长出大片红色胬肉，如蝇翅，横贯白睛，向黑睛攀入，甚则遮盖瞳神。见于胬肉攀睛病，或风热壅盛证、脾胃实热证、心火上炎证、三焦壅热证、阴虚火旺证等。

33. 流泪

泪液无制，经常溢出眼外，或伴不愿睁眼、羞明。见于羞明，或心脾湿热证、正虚邪恋证、风重于热证、气血两虚证等。

34. 遇风流泪

迎风则泪流无法控制，或伴羞明。见于椒疮病、羞明，或肝血虚证、表虚生风证等。又称迎风流泪。

35. 流冷泪

泪液量多清冷。见于肝肾亏虚证、气血两虚证、血虚风袭证等。

36. 流热泪

泪液有热度甚至热如汤。见于肝肺实火证、热重于风证、风热俱盛证、气轮热毒证，或暴风客热、天行赤眼、黑睛生翳等。

37. 泪窍溢脓

目大眦部常有涎水或脓汁自泪窍外漏。见于漏睛病、泪道阻塞、目眵，或风热证、心脾湿热证等。又称漏睛、脓漏。

38. 神水浑浊

泪液变浑浊。见于干眼病、聚星障、凝脂翳、混睛障，或气阴两亏证、肝肾阴虚证、心脾气血两虚证等。

39. 神水将枯

泪液减少，甚至枯竭，致黑睛、白睛干燥失润。见于干眼病，或气阴两亏证、肝肾阴亏证、心脾气血两虚证等。

40. 眵多

眼部分泌物较平常增多。见于肉轮血瘀证、风重于热证、血轮实热证，或目眵、胬肉攀睛、赤脉传睛等。

41. 眵黄

眼部分泌物色黄质黏稠，多结块。见于肉轮血瘀证、风重于热证、血轮实热证，或目眵、胬肉攀睛、赤脉传睛等。

42. 眵泪

眼部分泌物增多，泪液无法控制，溢出眼外。见于肉轮血瘀证、风重于热证、血轮实热证，或目眵、胬肉攀睛、赤脉传睛等。

43. 目眵结块

眼部分泌物黏稠胶结成块。见于肉轮血瘀证、风重于热证、血轮实热证，或目眵、胬肉攀睛、赤脉传睛等。

44. 眵绿

眼部分泌物质稠，色淡绿。见于目眵、漏睛病，或热毒炽盛证。

45. 眵白

眼部分泌物色白。见于气轮湿热证、气轮虚热证、肺虚邪恋证、气轮阴虚证、肝胆湿热证、肝肾阴虚证，或目眵、白涩病等。

46. 目黄

巩膜呈均匀黄染。见于肝胆湿热证，或黄疸、肝瘟、胆胀、胆石病等。

47. 目赤

睑结膜、巩膜充血红赤。见于风热疫毒证、气轮热毒证、热盛动血证，或天行赤眼等。

48. 巩膜斑点

白睛上部或下部出现各种色素斑点。见于寄生虫病、色素沉着等，或瘀毒、热毒证。

49. 白睛蓝斑

白睛见有局限性青蓝斑点，呈隆起状，高低不平，见于肺肝热毒证，或小儿疳积等。

50. 白睛浅层赤红

白睛浅层出现片状出血斑，甚至遍及整个白睛。见于外感风热证、肺经实火证。

51. 抱轮红赤

绕黑睛周围呈环状赤带，颜色或红，或略紫暗，或目痛拒按。见于肝火上炎兼有瘀滞证，或风阳眩晕等。抱轮淡赤，压痛轻微者，见于阴虚火旺证。

52. 白睛混赤

白睛部位出现片状出血斑。见于风轮热毒证，或旋螺尖起等。

53. 白睛溢血

白睛血络破裂，血溢白睛外膜之下，呈一片鲜红，界限分明。见于肺经郁热证、阴虚火炎证、肝经郁热证、气轮血瘀证、肝肾阴虚证等。

54. 白睛赤脉纵横

白睛血络密布，充血。见于血热瘀滞证、气轮湿热证、阴虚火炎证、脾胃湿热证，或赤丝虬脉等。

55. 暴露赤眼

胞睑失于卫护，黑睛长期暴露，致使白睛混赤，黑睛生翳，常伴胞睑不能覆盖黑睛。见于阴虚证、肝火上炎证，或胞睑病、突眼等。

56. 白睛浮肿

白睛浅层水肿，透明发亮，或伴眼睑水肿。见于脾肾阳虚证、水湿上泛证等。

57. 白睛结节

白睛浅层有泡状结节。见于肺经燥热证、肺阴虚证、肺火亢盛证等。

58. 白睛泡状颗粒

白睛表面似有玉粒样的小泡样颗粒。见于肺经燥热证、肺阴虚证、肺火亢盛证等。

59. 风轮赤豆

黑睛部位出现灰白色颗粒样突起，赤脉自气轮追随牵袢呈束状，直达风轮表面，色红如赤小豆。见于肝经积热证、阴虚火旺证、脾虚夹湿证等。

60. 鸡冠蚬肉

睑内有瘀肉高起，渐渐长大，生于眼眦之内，形如鸡冠、蚬肉。见于肉轮热毒证等。

61. 黑睛积脓

黑睛上积有脓液。见于脾胃湿热证、肝胆湿热证，或聚星障、混睛障等。

62. 黑睛生翳

黑睛生多个星翳，或联缀，或团聚。见于风轮风寒证、风轮风热证、风轮实火证、风轮热毒证、风轮湿热证、风轮血热瘀结证、风轮阴虚邪恋证、脾气虚证、脾虚肝旺证、阴虚津伤证，或天行赤眼暴翳、聚星障、混睛障、凝脂翳、花翳白陷、血翳包睛、银星独见、黑翳如珠、旋螺尖起、冰瑕翳、云翳、蟹睛病、暴露赤眼生翳、厚翳、斑脂翳、白膜侵睛、偃月侵睛、赤膜下垂、电光伤目、疳眼等。

63. 黑睛星翳

黑睛上出现细小星点，渐成翳障。见于风轮风热证、风轮热毒证、风轮湿热证、风轮阴虚证，或聚星障等。

64. 黑睛花翳

黑睛星翳连缀四散，傍风轮边际而起，中间溃疡。见于风热犯目证、肝胆火旺证、痰热蕴结证、阳虚寒凝证、阴虚火旺证，或花翳白陷等。

65. 翳如星秤

黑睛生翳一两颗，色白如星，不扩大，不连缀。见于风轮风热证、阴虚外感证，或银星独见等。

66. 翳如丝缕

黑睛翳膜上赤脉密集，状如丝缕。见于风轮风热证、风轮热毒证，或血翳包睛等。

67. 翳如凝脂

黑睛翳膜团聚密集，溶成一块，或溃入黑睛深层。见于风轮风热证、风轮热毒证、肠热腑实证、血热瘀滞证、正虚邪恋证，或凝脂翳等。

68. 翳如腐渣

黑睛翳障如腐渣，粗糙不平，或伴黄液上冲。见于湿翳等。

69. 黑翳如珠

黑睛上突起翳障，色黑，圆形状如珠。见于风轮热毒证、风轮湿热证、风轮阴虚证。或凝脂翳、湿翳等。

70. 玉翳遮睛

黑睛与黄仁之间出现黄色脓液，量多遮掩瞳神。见于脾胃积热证、风轮湿热证、风轮阴虚证等。

71. 翳如斑脂

黑睛生翳，状如斑块。见于阴虚邪恋证、风轮阴虚证、气血瘀滞证，或斑脂翳等。

72. 翳如浮云

多为星翳的后遗症，遗留大小不等，形状不一的瘢痕。见于阴虚邪恋证、风轮阴虚证、气血瘀滞证，或云翳等。

73. 翳如冰瑕

黑睛生翳，形状菲薄，透明光滑，如冰上之瑕。见于阴虚邪恋证、风轮阴虚证、气血瘀滞证，或冰瑕翳等。

74. 黑睛厚翳

黑睛生翳，色白，翳膜厚如白瓷。见于阴虚邪恋证、风轮阴虚证、气血瘀滞证等。

75. 旋螺尖起

黑睛部分突起，呈螺旋尾状。见于肝经积热证、气滞血瘀证、风轮湿热证、风轮热毒证等。又称翳如旋螺。

76. 血灌瞳神

指目中之血，不循经注流，溢于黑睛与黄仁之间，轻者仅沉积于下方呈水平液面，甚则一片鲜红，全掩瞳神，视力障碍。见于外伤等。

77. 黄液上冲

黑睛与黄仁（前房）之间出现黄色脓液，由下而冲上。见于脾胃湿热证、肝胆火炽证、阴虚胃热证等。

78. 目如蟹睛

黑睛溃破，黄仁自溃口绽出。见于阴虚火旺证、肝胆火炽证、风轮湿热证、风轮热毒证、风轮阴虚证等。又称损翳。

79. 黑睛赤泡

黑睛上出现灰白色颗粒样突起，且有成束赤脉追随牵绊，色红如赤小豆。见于风轮赤豆，或阴虚火旺证、风轮热毒证、风轮阴虚证、脾虚痰湿证等。

80. 黑睛浑浊

黑睛深层呈现一片灰白色翳障，混浊不清，漫掩黑睛。见于混睛障、风轮风热证、风轮湿热证、风轮阴虚证、脾气虚证等。

81. 白膜侵睛

病变白睛侵及黑睛，黑睛边际发生灰白舌形混浊，尖端朝向中央，如白膜侵入。见于肝肺实热证、气轮湿热证、阴虚火旺证等。

82. 偃月侵睛

风轮上部与气轮交界处，渐生灰白色翳膜，状如新月。见于肝肾亏虚证、肝血虚证等。

83. 黑睛赤脉

黑睛上缘或四周出现赤脉。见于赤膜下垂、风轮风热证、风轮热毒证等。

84. 赤脉下垂

黑睛上缘有细小血丝，渐渐长成赤膜，向下延伸，掩及瞳仁，甚至掩盖黑睛。见于风轮风热证、风轮热毒证、肺肝风热证、心肝积热证等。又称血翳包睛。

85. 对光反应消失

瞳神的直接或间接对光反应消失。见于脑神病、危重病（如中风）、先天性、瞳神膜闭证等。

86. 真睛破损

眼白睛、黑睛均受损、破裂。见于外物损伤眼珠而又有穿透伤。

87. 瞳神散大

瞳神较正常开大，展缩失灵，甚则风轮反为窄窄一周如线。见于水轮郁火证、水轮风火证、水轮痰火证、阳虚饮邪上泛证、肝肾阴虚证、气血瘀滞证，或绿风内障、目系炎性暴盲、青盲、五风内障、头眼部外伤、濒临死亡等。

88. 瞳神缩小

瞳神较正常缩小，甚者细如针孔，失却展开功能。见于脾肾阳虚证、水轮风热证、水轮湿热证、水轮风湿夹热证、阴虚火旺证。或中毒、先天性、神水混浊等。

89. 瞳神不圆

瞳神失去正圆，边缘参差不齐，形如锯齿或花瓣。见于先天性、水轮风湿夹热证、阴虚火旺证、风轮阴虚证等。

90. 瞳神倚侧

瞳神歪斜，或似杏仁、桃仁、三角、半月，倚于一侧，与瞳神干缺类似。见于气血瘀滞证，或旋螺尖起等。

91. 瞳神淡绿

瞳神呈淡绿色。见于肝胆火盛证、风痰上扰证、肝气郁结证、肝胃虚寒证，或绿风内障等。

92. 瞳神积血

瞳神内积血。见于外伤等。

93. 瞳神闭锁

瞳孔边缘完全与其后晶体发生粘连。见于先天性。又称瞳神膜闭。

94. 睛珠混浊

睛珠出现浑浊，或伴视力下降。见于年老体衰、肝肾亏虚证、脾肾阳虚证、脾虚湿热证，或圆翳内障、胎患内障、惊振内障等。

95. 睛珠干枯

瞳神缩小，干枯，或倚侧，边缘不齐，或伴视力下降。多为瞳神紧小症失治、误治，致使黄仁与其后睛珠发生粘连，见于肝胆火盛证、阴虚火旺证等。

96. 睛珠全脱

睛珠完全移位。见于外伤、先天性等。

97. 睛珠半脱

睛珠部分移位。见于外伤、先天性等。

98. 睛珠颤转

不能定睛，眼球微颤。见于肝风内动证，或辘轳转关等。

99. 睛珠突胀

眼珠胀痛突起。见于火毒炽盛证，或珠突出眶、物伤睛突等。

100. 睛珠突赤

眼珠突起，胞睑白睛红赤肿胀。见于肝郁化火证、阴虚阳亢证、风热毒蕴证、热毒内陷证、热毒炽盛证、痰瘀搏结证、气郁化火证，或鹘眼凝睛等。

101. 珠突出眶

眼珠骤然突出，轻者含于睑内，重者突于眶外。见于脉络瘀滞证，或眼底部肿瘤等。

102. 白翳黄心

睛珠混浊，瞳神内呈圆形银白色翳障，中心呈棕黄色。见于绿风内障失明期。

103. 眼突

眼球突起，睑裂增大，甚至高突出眶。见于阴虚阳亢证、热毒炽盛证、痰瘀搏结证、气郁化火证，或突眼病、鹘眼凝睛、眼内瘀血等。

104. 眼球深陷

目睛下陷目眶之内。见于津气亏虚证、脱液证、中气下陷证、气血两虚证、肾精亏虚证，或霍乱等伤津疾病等。

105. 目睛晦暗

目睛无神，白睛色暗。见于慢性、久病病人，属病重。

106. 目失光华

两目神光不足。提示正气不足，精气轻度损伤，机体功能较弱。见于轻病、恢复期，体质虚弱者。

107. 目光呆滞

目珠转动不灵活，迟钝。见于脾虚痰湿证，或癫症等。

108. 目闭不开

眼睑骤然闭合，不能自然睁开。见于肉轮气虚证、肉轮湿热证等。

109. 睡后露睛

睡觉时露出睛珠。见于脾胃虚弱。

110. 神珠将反

眼珠突然偏斜，转动受限。见于血虚生风证、脾气虚证、肝肾阴虚证、肝阳上亢证等。

111. 目偏视

双眼平视前方，一眼或双眼偏斜于一侧，甚者黑睛为该侧眼眶半掩，或全部淹没，外观只显白睛。见于上胞下垂，或风痰阻络证等。

112. 目上视

目上视不能转动。见于风痰阻络证等。又称戴眼。

113. 目下视

目下视不能转动。见于风痰阻络证、气脱证，或睑废等。

114. 目直

双眼直视前方，目光呆滞，目珠不转。见于脏腑精气将绝，属病危。

（二）耳部

115. 耳轮红

耳轮色较红，或红肿。见于肝胆湿热证、热毒上攻证等。

116. 耳轮淡白

耳轮颜色淡白。多为气血虚损证。

117. 耳轮青紫

耳轮颜色青紫。见于阴寒内盛证、剧痛等。

118. 耳轮黑

耳轮干枯色黑。多见于肾精不上荣，属病重，如温病晚期耗伤肾阴，或下消等。

119. 耳轮黄

耳轮色较黄。见于火毒流串证、热毒内闭证、热盛动风证、肝胆湿热证等。

120. 耳轮干枯

耳轮瘦薄，皮肤干燥而色黑。见于肾水亏极、温病后期、肾阴虚证、下消证等。又称耳轮焦干、耳轮萎缩。

121. 耳廓瘦小

耳轮瘦小而薄。多见于先天亏损、肾气不足。又称耳轮瘦削。

122. 耳廓枯槁

耳廓干枯无华。多见于肾水亏极、温病后期、肾阴虚证、下消证等。

123. 耳轮皮肤甲错

耳轮皮肤干燥，色晦暗，起皮屑。见于肾水亏极、温病后期、肾阴虚证、下消证等。

124. 耳轮肿起

外耳轮肿胀。见于热毒证、少阳邪气甚实，或耳廓痈、旋耳疮等。

125. 耳廓糜烂

耳廓皮肤糜烂，或耳廓溃烂。见于风邪痰湿证、脾胃气虚证、痰浊凝滞证，或断耳疮等。

126. 耳廓肿胀

耳廓皮肤及皮下肿胀。见于风邪痰湿证、脾胃气虚证、痰浊凝滞证，或耳壳痰包、断耳疮等。

127. 耳廓糜烂渗液

耳廓皮肤糜烂，流出脓液。见于血虚生风证、风邪热盛犯耳证，或旋耳疮、断耳疮等。

128. 耳廓糜烂结痂

耳廓糜烂，局部呈苔藓样，上覆痂皮。见于脾虚生风证、血虚生风证等。

129. 耳廓肿起柔软

耳廓皮肤或皮下肿起，按之柔软。见于风邪痰湿证、脾胃气虚证、痰浊凝滞证，或耳壳痰包、断耳疮等。

130. 耳背有红络

小儿耳背有红络，或伴耳根发凉。多见于麻疹先兆等。

131. 耳背见紫筋

小儿耳背上可见青筋突起。见于痘疹病重。

132. 耳根发凉

小儿耳后根部皮温较低，或自觉发凉。多见于麻疹先兆。

133. 耳后缝糜烂渗液

耳后缝部位皮肤糜烂，有渗液。见于风邪热盛犯耳证，或旋耳疮等。

134. 耳后缝糜烂结痂

耳后缝局部糜烂，呈苔藓样，上覆痂皮。见于脾虚生风证、血虚生风证等。

135. 耳后缝皮肤充血

耳后缝处皮肤发红。多见于风邪热盛犯耳证等。

136. 耳后完骨部红肿

耳后凸起的颅骨处红肿，或伴胀痛。见于胆经风火证、肝胆湿热证、风邪热毒犯耳证、热毒炽盛证，或耳根毒等。

137. 耳壳流痰

耳壳局部皮色红，或不变，按之柔软，破溃流出黏液、脓水。见于水湿侵耳证、风热犯耳证、肝火犯耳证、邪恋耳窍证、痰凝耳窍证，或耳疖、耳疮、旋耳疮、脓耳等。

138. 耳壳断裂

耳壳初见红肿溃疡、疼痛，继而断裂，或因外伤而断裂。见于断耳疮、耳壳外伤，或热毒炽盛证、正虚邪恋证等。

139. 异物入耳

外来异物误入耳道。见于异物入耳病等。

140. 耵耳

耵聍（耳分泌物）堵塞耳道。见于耵耳病，或湿热证、肝火证、阴虚证、热毒炽盛证等。

141. 耳衄

耳窍出血。见于火热结聚证、风温热毒证、风热炽盛证、肝胆湿热证、肝胆火盛证，或耳疮、耳疖、耳后疽、脓耳、耳根毒等。又称耳窍出血。

142. 耳内长息肉

外耳道内长有肿物，伴有耳堵塞感、耳鸣、耳痒或听力减退等。见于慢脓耳、耳疮、异物长期留存等疾病。又称耳痔、耳挺等。

143. 耳生疮

耳部皮下，或耳道内生疮，红肿作痛，溃烂流脓。见于风热侵袭证、肝胆湿热证、正虚邪恋证。又称耳疮、耳内生疮。

144. 耳生疖

发生于耳道的疖肿，以局限性红肿，突起如椒目。见于风热侵袭证、热毒炽盛证等，或耳疖、黑疔、肾疔等。

145. 耳肉淡红

耳垂色较正常偏淡。多见于虚、寒证。

146. 耳肉暗红

耳垂颜色偏暗，颜色瘀滞。多见于气血瘀滞。

147. 耳流滋水

外耳道内流出清水样分泌物。见于风热湿邪侵袭证，或旋耳疮等。

148. 耳道流脓

外耳道内流出脓浊分泌物。见于水湿侵耳证、风热犯耳证、肝火犯耳证、邪恋耳窍证、痰凝耳窍证，或耳疖、耳疮、旋耳疮、脓耳等。

149. 耳脓清稀

耳道流脓，清稀如水。见于脾肾阳虚证、湿热内蕴证、水湿侵耳证，或慢性脓耳等。

150. 耳脓稠浊

耳道流脓，稠浊胶黏，或牵拉成丝。见于湿热内蕴证、脾肾阳虚证、风热犯耳证、肝火犯耳证，或慢性脓耳等。

151. 耳脓如豆腐渣

耳道流脓，状如豆腐渣。见于阴虚火旺证、肾虚邪滞证，或邪蚀骨质、慢性脓耳胆脂瘤等。

152. 耳脓臭秽

耳道流脓，秽浊不清，味臭。见于肾虚邪滞证、阴虚火旺证、湿热证、风湿热毒证、痰凝耳窍证，或慢性脓耳、慢性脓耳胆脂瘤、骨疡等。

153. 耳脓色黄

耳道流脓，颜色黄。见于湿热内蕴证、脾虚证、肾虚夹湿证、肝火犯耳证、风热犯耳证、邪恋耳窍证，或慢性脓耳等。

154. 耳脓色白

耳道流脓，色白清稀。见于脾虚证、脾肾阳虚证，或慢性脓耳、缠耳等。

155. 耳脓色红

耳道流脓，带血，颜色红。见于耳风毒等。又称耳脓带血。

（三）鼻部

156. 鼻衄

鼻窍（一侧或两侧）流血。见于鼻衄病、时行温病，或风寒袭鼻证、风热犯鼻证、燥伤鼻窍证、肺热熏鼻证、胃热熏鼻证、肝火犯鼻证、心火犯鼻证、郁热熏鼻证、阴虚鼻窍失濡证、脾虚肺燥证、脾不统血证、脾肾阳虚证等。又称鼻流血、鼻红。

157. 鼻肿

鼻窍或鼻肿胀，或伴色红、疔疮等。见于风热壅肺证、痰火阻肺证，或鼻窦痰包染毒等。

158. 鼻臭

鼻孔呼吸有味，或有恶臭，影响嗅觉。见于鼻渊、脑漏、脑崩、脑泻、控脑砂等。

159. 鼻翼煽动

鼻孔两翼因呼吸急促而煽动。见于温病高热、小儿肺热病、喘病、哮病，或肺气将绝。又称鼻张、鼻煽、鼻焮。

160. 鼻腔异物

外物误入鼻腔。见于鼻腔异物病。

161. 鼻头红

鼻头色鲜红、暗红，或生粉刺、疔疮。见于肺胃有热、血热入肺，或皶鼻。又称赤鼻、鼻疱、鼻皶、鼻赤疱、红鼻头。

162. 鼻生疮

鼻孔附近皮肤红肿、糜烂、结痂、灼痒，或经久不愈、反复发作。见于鼻疮，或肺热上蒸证、阴虚血燥证等。

163. 鼻生疔

鼻尖、鼻翼及鼻前庭部位生疔疮、疖肿。见于鼻疔，或风热结聚证、热毒壅盛证、邪毒内陷证等。

164. 鼻发疳

鼻前庭及其附近皮肤灼热、瘙痒、糜烂、渗液、结痂。见于鼻疳，或肺经风热证、脾胃湿热证、阴虚血燥证等。

165. 鼻生息肉

鼻内长有息肉。见于鼻息肉（鼻痔、鼻茸）心肺郁热证、痰浊凝结证、气血郁结证等。又称鼻内瘜肉、鼻中肉赘、鼻中息肉、鼻生赘、鼻息肉等。

166. 鼻生粉刺

鼻头、鼻梁皮肤长有粉刺，色红。见于肺胃有热、血热入肺证，或皶鼻、鼻疔、痤疮等。

167. 鼻柱塌陷

鼻柱崩塌下陷。见于梅毒、麻风恶候等。又称鼻梁塌陷。

168. 鼻柱溃陷

鼻柱溃烂下陷。多见于梅毒。

169. 鼻梁凹陷

鼻梁部凹陷。见于外伤鼻骨骨折、梅毒后期、麻风病后期等。

170. 鼻端微黄

鼻头色黄。见于湿热证。

171. 鼻端色白

鼻头色白。见于亡血证。

172. 鼻端色赤

鼻头颜色红。见于肺、脾二经有热。

173. 鼻端色青

鼻头颜色青。见于腹中痛，或肝经风热等。

174. 鼻端微黑

鼻头颜色微黑。见于水气聚于中焦。

175. 鼻孔干燥黑如烟煤

鼻孔干燥致极，色黑，似有烟熏煤染。见于阳毒热深、温病热盛伤阴等。

176. 鼻头明润

鼻部皮肤色泽正常，润泽。见于无病、病将愈。

177. 鼻头枯槁

鼻部皮肤颜色晦暗，干燥。见于脾火津涸，属病危。

178. 鼻窍红肿

鼻窍部皮肤、黏膜发红肿胀。见于肺经火盛证、阴虚火旺证、心虚夹瘀证、阴虚火旺证、邪毒炽盛证，或鼻疔、虫疳等。

179. 鼻尖肿起

鼻尖局部肿起。见于肺经火盛证、阴虚火旺证、心虚夹瘀证、阴虚火旺证、邪毒炽盛证，或鼻疔、虫疳等。

180. 鼻准红赤

鼻准部皮肤红赤。见于肺经郁热证、脾经郁热证、胃经郁热证、火热邪毒证，或酒皶鼻、鼻疔等。又称鼻尖红赤。

181. 鼻部青紫肿起

鼻部皮肤青紫，肿胀，伴疼痛或压痛明显。见于鼻部外伤等。

182. 鼻息

呼吸无力而浅表、急促，呼吸之气只在鼻中往返，或自感气交换不足。见于痰饮中阻证、气滞血瘀证、心脾两虚证等。又称上气、息微。

（四）口腔、齿、齿龈、咽喉部

183. 口腔溃烂

口腔内肌膜破损，或有溃疡面。见于风热夹湿证、毒火攻心证、脾胃积热证、肝郁化火证、瘀血留滞证、虚火灼口证、气血亏虚证，或口疮、狐惑、口疳、经行口糜、鹅口疮、口癣、创伤性溃疡等。又称口腔溃疡。

184. 口腔糜烂

口腔内肌膜破损，溃疡面融合糜烂。见于风热夹湿证、毒火攻心证、脾胃积热证、肝郁化火证、瘀血留滞证、虚火灼口证、气血亏虚证，或口疮、狐惑、口疳、经行口糜、鹅口疮、口癣、创伤性溃疡等。

185. 口腔水疱

口腔内长有或大或小的水泡，大如黄豆，小如针尖。见于风热夹湿证，或口疳、水痘等。

186. 口腔血疱

口腔内长有或大或小的血疱，大如黄豆，小如针尖。见于风热夹湿证，或口疳等。

187. 口腔黏膜斑

口腔黏膜病变区出现斑点或斑块。见于口疮、口糜，或膀胱湿热证、心脾积热证、虚火上炎证、风热夹湿证、脾胃湿热证、虚火灼口证、肝气郁结证、血虚风燥证、肝肾阴虚证等。

188. 口腔黏膜淡白

口腔黏膜色淡，或苍白无血色。见于脾胃虚弱证、气血两虚证，或贫血等。

189. 口腔黏膜鲜红

口腔黏膜色鲜红。见于实证、热证、肠胃有热、风热邪毒侵袭等。

190. 口腔黏膜青紫

口腔黏膜色青紫。见于实证、血瘀证、痛证等。

191. 两颊麻疹黏膜斑

口腔内，两颊黏膜处出现针尖大小的白色斑点。见于麻疹早期，或热毒炽盛证、邪毒内陷证等。

192. 两颊黏膜白腐斑块

口腔内，两颊黏膜糜烂成片，或成白腐状。见于口糜等病。

193. 上腭黏膜白腐

上腭黏膜糜烂成片，上覆白膜。见于口糜等病。

194. 上腭血疱

上腭部生有小血疱。见于风热夹湿证，或口疳等。

195. 上腭痈肿

上腭黏膜生疮，局部红肿高起。见于外感风热邪毒、胎中伏热证，或上腭痈、重腭等。

196. 上腭腐溃

上腭部黏膜腐烂破溃。见于口糜等病。

197. 悬痈

上腭有肿物如紫葡萄，垂悬于上颚。见于悬痈病等。

198. 牙齿燥如枯骨

牙齿干燥如枯骨，无光泽。见于肾阴枯竭证。又称齿色枯白。

199. 齿黄

牙齿发黄。见于胃中湿热熏蒸，或药物导致，如四环素牙等。

200. 牙齿焦黑

牙齿色黑，焦枯，无光泽。见于肾虚骨蒸、脏气衰弱等。又称齿紫黑。

201. 牙齿黄斑

牙齿上有黄色斑块。见于胃火炽盛证、肝胆湿热证，或黄疸、胃滞等。

202. 牙齿黑斑

牙齿上有黑色斑块。见于肾阴枯竭等。

203. 牙齿脱落

牙齿脱离掉落。见于肾虚髓亏证、胃火燔齿证、风火犯肺证、气血亏虚证、血瘀齿龈证，或牙宣、牙痈、齿槽风、牙菌、牙疳等。

204. 齿全脱

牙齿全部脱落。见于肾虚髓亏证、胃火燔齿证、风火犯肺证、气血亏虚证、血瘀齿龈证，或牙宣、牙痈、齿槽风、牙菌、牙疳等。

205. 齿拔除

牙齿被拔除。

206. 齿垢多

牙齿积有较多秽垢。见于胃火炽盛证、肝胆湿热证，或黄疸、胃滞等。

207. 牙齿松动

单个或多个牙齿不同程度动摇。见于肾虚髓亏证、胃火燔齿证、风火犯肺证、气血亏虚证、血瘀齿龈证，或牙宣、牙痈、齿槽风、牙菌等。

208. 牙齿缺蚀

牙齿或脱落，或被龋蚀，形成龋洞。见于肾虚髓亏证、胃火燔齿证、风火犯肺证、气血亏虚证、血瘀齿龈证，或牙宣、牙痈、齿槽风、牙菌、牙疳等。

209. 牙齿残根

牙齿组织被侵蚀，仅留有部分残根。见于肾阴虚证、虚火上炎证、肾虚髓亏证、气血两虚证，或牙宣等。

210. 牙齿疏豁

牙齿因脱落、缺蚀或松动，而稀疏，缺豁。见于肾虚髓亏证、胃火燔齿证、风火犯肺证、气血亏虚证、血瘀齿龈证，或牙宣、牙痈、齿槽风、牙菌、牙疳等。

211. 龋齿

牙齿组织被龋蚀，形成黑色龋斑，逐渐毁坏崩解，形成龋洞，多伴有牙痛。见于龋齿病，又称齿龋。

212. 小儿蚀齿

小儿因多食甜食等原因而致牙齿组织被龋蚀，逐渐毁坏崩解，形成龋洞。见于龋齿病，又称小儿齿龋。

213. 牙龈淡白

牙龈色淡，苍白不泽，但不一定枯萎。见于血虚证、气虚证、虚寒证、气血亏虚证等。

214. 牙龈色红

牙龈颜色较鲜红，或红赤色。见于阴虚火旺证、胃火炽盛证等。又称牙龈充血。

215. 牙龈鲜红

牙龈呈鲜红色。见于胃火上炎证等。

216. 牙龈暗红

牙龈红而瘀暗。见于阴虚胃热证，或牙龈炎等。

217. 牙龈青紫

牙龈色青紫。见于血瘀证等。

218. 牙龈紫暗

牙龈色紫黑，晦暗。见于血瘀证、久病等。

219. 牙龈暗黑

牙龈色黑，晦暗不泽。见于肾虚、久病、重病等。

220. 牙龈晦暗

牙龈色灰，晦暗。见于肾阴枯竭、久病、重病等。

221. 牙龈色蓝

牙龈或近龈齿上有蓝灰色或蓝色色素沉着。见于铅中毒、银汞合金损害等。

222. 齿龈肿

牙龈肿胀。见于实火上炎证、虚实夹杂证、虚热证、热毒壅盛证、风热犯表证、胃火燔齿证、风火犯齿证或牙宣等。

223. 牙龈高肿

牙龈肿势高突。见于风火犯齿证等。又称牙肿如蕈。

224. 牙龈红肿

牙龈局部或多处红肿。见于实火上炎证、虚实夹杂证、虚热证、热毒壅盛证、风热犯表证、胃火燔齿证、风火犯齿证或牙宣等。

225. 牙龈硬肿

牙龈肿胀，触之坚硬。见于气郁痰凝证或牙岩等。

226. 龈肉光亮

牙龈肿起，光泽透亮。见于风火犯齿证或牙痈、龈痈等。

227. 牙龈萎缩

龈边缘向牙根方向退缩，同时伴有牙槽骨退缩，牙根暴露。见于气血两虚证、肾阴虚证、肾气虚证，或老年性牙龈退缩、早老性牙龈退缩、牙宣、牙疳、青腿牙疳等。又称龈萎齿长。

228. 齿衄

牙龈出血。见于风热犯齿证、胃火犯龈证、肝火上炎证、虚火灼龈证、脾不统血证，或牙龈炎、牙宣、牙疳、走马牙疳、牙岩、紫癜病、经行吐衄、青腿牙疳等。

229. 牙龈溃烂

牙床周围组织破溃糜烂，或伴疼痛。见于热毒壅盛证、气郁痰凝证、虚火上炎证，或口疮、牙疳、青腿牙疳等。

230. 牙龈溢脓

牙龈流出脓液。见于风热上炎证、火热上炎证、风火犯齿证、胃火燔齿证，或牙痈、牙宣等。

231. 龈肉瘘口溢脓

龈肉痈肿破溃后久而不愈，疮口不收。见于风热外袭证、脾胃火盛证、正虚邪实证等。

232. 牙龈流紫黑血水

牙龈溃腐，流出紫黑色血水。见于毒火上燔证、虚实夹杂证，或风热牙疳、走马牙疳、牙疳等。

233. 牙宣

牙龈萎缩，牙齿根部外露。见于牙宣病，肾阴虚证、虚火上炎证、肾虚髓亏证、气血两虚证等。又称牙根宣露。

234. 牙槽骨腐坏

牙槽骨受损，腐坏成脓。见于牙痈、牙疳，或阳明胃经积热、外感风火热毒、过食膏粱厚味等。

235. 口内生疮

颊、舌、唇、牙龈、腭等部出现白色、灰白色损害，呈现花纹斑块、斑点、丘疹。见于口疮病、口糜病，或风热夹湿证、脾胃积热证、肝郁化火证、瘀血留滞证、虚火灼口证、气血亏虚证等。

236. 口角生疮

口角部出现疮疡，红肿疼痛，或痒痛、流滋。见于口吻疮、口肥疮，或脾胃湿热证、肝胆湿热证、阴虚证等。又称燕口。

237. 口唇淡白

上、下口唇色淡，缺乏血色而发白，欠光泽。见于脾气虚证、血虚证等。又称唇淡无华。

238. 口唇苍白

上、下口唇色苍白，或因寒而发白。见于阳虚证、阴寒内盛证等。

239. 唇色淡红

口唇色淡红。见于无病、血虚、气血两虚等。

240. 口唇色赤

口唇色红赤。见于热证，如心热证、胃热证、阴虚内热证，或痘疹毒邪等。

241. 唇鲜红

口唇颜色鲜红。见于阴虚火旺证，或虫积等。

242. 唇紫红

口唇颜色紫红。见于热盛证。

243. 唇暗红

口唇颜色暗红。见于热盛津伤证等。

244. 唇樱红

口唇呈樱桃红色。见于阴脱证，或煤气中毒等。

245. 口唇红肿

口唇肿胀，颜色红赤。见于胃火上攻、脾经湿热或唇痈等。

246. 环口色青

口唇四周呈青色，或灰黑。见于小儿惊风发作前等。

247. 唇现蓝色

口唇上有蓝黑色或蓝色色素沉积。见于铅中毒、银汞合金损害等。

248. 口唇青紫

口唇失其红润光泽，而呈现青紫、淡紫或黯紫色。见于脾阳虚证、寒犯少阴证、痰浊阻肺证、气滞血瘀证等。

249. 唇色青黑

口唇失其红润光泽，而呈现青黑色。见于寒甚、瘀血证。

250. 口唇暗黑

口唇色黧黑，干焦无光泽。见于脏腑气绝等。

251. 唇五色杂见

口唇部青、赤、黄、白、黑五色混见。见于小儿惊风等。

252. 口唇干燥

口唇部干燥。见于脾胃热盛证、阴虚火旺证等。

253. 唇焦干

口唇部干枯焦燥，甚则燥裂脱皮。见于里实热证、阴虚火旺证等。

254. 唇燥裂

口唇部干燥、裂口。见于里实热证、阴虚火旺证、血瘀证、虚寒证等。

255. 唇燥无皮

口唇部干燥脱皮。见于里实热证、阴虚火旺证、血瘀证、虚寒证等。

256. 唇裂

口唇部干燥、裂口。见于里实热证、阴虚火旺证、血瘀证、虚寒证等。

257. 唇上生疮

口唇部长有疮疡，红肿疼痛。见于风热夹湿证、脾胃积热证、肝郁化火证、瘀血留滞证、虚火灼口证等。

258. 唇上生疔

口唇部长有粟米状肿物，质硬疼痛。见于风热夹湿证、脾胃积热证、肝郁化火证、瘀血留滞证、虚火灼口证等。

259. 唇部生疽

口唇上下左右有肿物，色紫有头，时觉木痛。见于风热夹湿证、脾胃积热证、肝郁化火证、瘀血留滞证、虚火灼口证等。

260. 唇部疱疹

口唇上长有疱疹。见于风热夹湿证、脾胃积热证、肝郁化火证、瘀血留滞证、虚火灼口证等。

261. 上/下唇肿胀

上/下口唇肿胀，或伴瘙痒。见于阳明胃火证，或唇风等。

262. 唇有肿物如蚕茧

上/下口唇肿胀增厚，口难张开。见于茧唇，为胃中积热所致。

263. 唇肿生核

口唇上面出现坚硬结节。见于脾胃热盛证，或唇疽、茧唇等。

264. 唇反人中满

口唇外翻，人中短缩。见于脾阳已绝，主病危。

265. 口软唇弛

口唇下垂，软弱而不能收。见于中气下陷证、脾肾阳虚证，或婴儿先天不足等。

266. 口张

口开而不闭。见于肺气将绝、脾气将绝、心气将绝、心肾亏虚证、风痰阻络证或落架风、痫症等。

267. 口噤

口合不开，牙关紧闭。见于风寒表证、里实热证、阴血亏虚证、气郁痰壅证、外伤风毒证等。又称牙关紧咬、牙关紧闭等。

268. 口撮

上下口唇紧聚，不能正常开合。见于肝风侮脾证，或小儿脐风，多为邪正交争等。又称口唇收缩、唇紧等。

269. 口僻

一侧面肌无力，口角向一侧歪斜。见于肝风挟痰证、痰瘀阻滞经络等。又称口㖞、口角㖞斜。

270. 口振

口唇振摇，或伴鼓颔战栗。见于疟病、疫病，或脾虚湿热、气血虚衰证、热极生风证、肝阳化风证等。轻微的口振又称唇风、唇瞤，较重的称口角掣动、口唇颤动。

271. 口动

口频繁开合，不能自禁。见于风痰阻滞证、脾气将绝等。

272. 人中色白

人中部颜色发白。见于寒证、虚证等。

273. 人中色青

人中部颜色发青。见于气滞血瘀证、寒证、痛证等。

274. 人中色黑

人中部颜色发黑。见于肾阴枯竭、痛证等。

275. 咽红

咽后壁及咽峡部充血，色红。咽部深红，肿痛明显，见于肺胃热盛证。咽部色红娇嫩，肿痛不明显，见于肾阴虚火旺证。

276. 咽肿

咽后壁及咽峡部肿胀，或红肿。咽喉漫肿，色淡红，见于肺胃热盛证；咽喉微肿，色淡红，不甚痛，见于阴虚火旺证。

277. 咽部赤丝缕缕

咽后壁充血，颜色发红，有红、紫色血络。见于肺胃热盛证、肾阴虚火旺证等。

278. 咽部滤泡增生

咽后壁及咽峡两侧布满大、小滤泡。见于邪毒侵袭、肺胃热盛证、肝郁脾虚等。

279. 咽喉部肌膜肥厚

咽部肌肉及黏膜增厚，或肿起。见于肺肾阴虚证。

280. 咽喉部肌膜干萎

咽喉部肌肉黏膜缺乏津液色暗而萎缩。多见于肺肾阴虚、肝郁脾虚证等。

281. 咽喉白腐

咽喉部出现白色腐膜，严重可蔓及至鼻咽部。见于虚火上炎证、肾阴亏虚证等。

282. 咽喉腐烂

咽喉部破溃、腐烂。咽喉腐烂，分散、浅表，见于虚火上炎；腐烂成片，凹陷，见于气血不足，肾阴亏损，邪毒内陷；溃腐日久，周围淡红或苍白者，多见于虚证，如脾虚等。

283. 咽喉伪膜

咽部覆以白色伪膜，膜或松厚，容易拭去，或坚韧，不易剥离，或呈现灰白色，为点状、片状，或有白黄色脓点，渐连成腐膜，或白色焦膜呈现片状、块状。见于白喉，或疫邪外犯、阴虚肺燥证、火毒炽盛证、正虚邪恋证等。

284. 咽喉溢脓

咽喉部有脓液溢出。咽喉脓液黄稠者，见于实证、热证。脓液清稀或污秽，见于正虚。脓液易排者，见于正气充足。脓液难溃、清稀淋漓者，见于体弱气虚。

285. 咽喉部有肿起物

咽喉部有物肿起，或小块状，或点状（颗粒）。见于喉痹。急性者见于肺经风寒证、肺经风热证、肺胃热盛证；慢性者见于肺肾阴虚证、肝肾阴虚证、脾气虚弱证、肾阴亏虚证、气滞血瘀证等。

286. 咽喉色紫暗

咽喉部肌膜色紫暗，或兼肿胀，或兼溃烂。见于风热上扰证、肺胃积热证、脾经湿浊证、肾阴亏虚证，或喉痦等。

287. 乳蛾肿大

咽部扁桃体肿大，形状如蚕蛾或乳头，或色红，或色暗，或表面有溃破、脓点。见于风热证、风温热盛、肺胃热盛证，或急乳蛾、慢乳蛾。又称乳蛾、咽核。

288. 乳蛾白膜

咽喉部两侧扁桃体红肿，表面有白色腐膜覆盖。见于疫邪外犯证、阴虚肺燥证、火毒炽盛证、正虚邪恋证等。

289. 乳蛾溃破

咽喉部两侧扁桃体红肿，并伴有溃疡，有白色脓点。见于风热证、风温证、阴虚肺燥证、火毒炽盛证、正虚邪恋证等。

290. 乳蛾脓点

咽喉部两侧扁桃体红肿，并有脓点或溢脓。见于风热证、风温证、肺胃热盛证，或急乳蛾等。

291. 悬雍下垂

悬雍垂因肿大而垂长。见于慢咽瘅，或风热证、风温证、肝郁脾虚等。

292. 咽喉生癣

咽部或喉部，见有苔藓样病变，多为肺痨病的并发症。见于喉痨或肺阴虚证、阴虚火旺证。

293. 咽喉息肉

咽喉部长有息肉。见于肺经郁热证、痰浊凝聚证、肝气郁结证、气滞血瘀证等。

294. 下颌脱落

下颌部脱臼。见于外伤，若非外伤而易脱落，称为落架风，见于老年体虚等。又称下颌脱臼。

295. 小儿咬爪甲

小儿喜咬自己的手指和指甲。见于脾虚证、肝旺脾虚证等。

296. 欲啮人及衣物

患者表现为想咬人或他人衣物。见于狂病、狂犬病或风毒、风火痰瘀证等。

四、颈项、胸背体征

（一）颈项部

1. 颈粗

颌下颈前结喉两侧部位粗肿。见于瘿病，或痰气郁结证、气滞血瘀证、心肝阳虚证等。

2. 颈部肿块如串珠

颌下颈部喉管两侧有结节、肿块，或如豆累累，或如串珠。见于瘰疬病或肺肾阴虚证、外感风火时毒等。

3. 颈生痈

颈项部体表皮肉之间有痈肿，局部皮肤红肿或高肿溃脓。见于颈痈，或风热痰结证、气郁化火证、胃热壅盛证、气虚邪恋证等。

4. 颈生疮

颈项部面积较大疮肿，局部皮肤红肿、破溃。见于颈项疮、领口疮，或风热痰结证、气郁化火证、胃热壅盛证、气虚邪恋证等。

5. 颈项歪斜

头无力倾斜、低垂，颈项歪向一侧（或左，或右，或前，或后）。见于脾气虚证、肾虚髓亏证，或颈部外伤等。

6. 颈前瘿肿

颈前结喉下有肿块突起，或大或小，或单侧或双侧，多随吞咽上下移动。见于肝郁气结证、毒邪流窜证、气滞痰凝证、痰瘀互结证、阴虚火旺证、肝郁痰热证、脾虚胃热证，或瘿气、侠瘿瘴、颈痈、瘰疬、气瘿、瘿痈、肉瘿、石瘿等。又称瘿肿、瘿瘤。

7. 结喉一侧/两侧漫肿

结喉处一侧或两侧弥漫性肿胀。见于气瘿病，或脾胃气滞证、脾胃湿热证、肝脾气滞证等。

8. 颈项活动受限

颈项前俯后仰和（或）左右活动不顺畅，甚至不能转动。见于风寒束表证、风湿束表证、邪热伤津证、金疮风毒等。

9. 颈项强直

颈部连及背部筋脉肌肉强直，不能前俯后仰及左右活动。见于痉病、中风、暑瘟脑病，或风寒束表证、风湿束表证、邪热伤津证、金疮风毒等。

10. 小儿颈项软弱无力

小儿颈项软弱，抬头无力，歪向一侧。见于先天不足、肾精不足证或佝偻病等。

11. 颈细

颈部较正常人细。见于气血两虚证、阴虚证或癥瘕、噎膈等。

12. 颈脉怒张

患者在安静状态下出现颈侧人迎脉怒张，平卧时更甚，或见有搏动。见于心血瘀阻证、肺气壅滞证、心肾阳虚证、水气凌心证等。

13. 颈脉搏动明显

在安静状态下出现颈侧人迎脉搏动明显。见于肝阳上亢证、血虚重证等。

14. 颈项肿胀

颈项两侧或颈前、项后肿胀，或伴皮肤红肿。见于毒邪流窜证、气滞痰凝证、痰瘀互结证、阴虚火旺证、肝郁痰热证、胃热脾虚证、肝气郁结证，或瘿气、侠瘿瘅、颈痈、瘰疬、气瘿、瘿痈、肉瘿、石瘿等。

15. 瘿肿柔软

瘿肿触之柔软。见于痰气郁结证、痰瘀互结证或气瘿等。

16. 瘿肿坚硬

瘿肿触之坚硬。见于气郁痰凝证、痰湿瘀滞证、瘀血阻滞证，或石瘿等。

17. 瘿肿不随吞咽移动

瘿肿不随吞咽上下移动。见于气郁痰凝证、痰湿瘀滞证、瘀血阻滞证，或石瘿等。

18. 瘿肿随吞咽移动

瘿肿随吞咽上下移动。见于痰气郁结证、痰瘀互结证、肝经火旺证、心肝阴虚证、心肾阴虚证、肝肾阴虚阳亢证，或气瘿、肉瘿、瘿气等。

19. 颈部臖核肿大

颈部有结节、臖核肿大。见于肝郁气结证、毒邪流窜证、气滞痰凝证、痰瘀互结证、阴虚火旺证、肝郁痰热证、胃热脾虚证，或颈痈、瘰疬等。

20. 颈部臖核肿硬

颈部臖核肿大且坚硬。见于风热夹痰证、肝郁痰热证，或恶核病等。

21. 颈部臖核疼痛

颈部臖核疼痛，或伴肿大。见于风热夹痰证、肝郁痰热证，或咽瘴、瘰疬、恶核等病。

（二）胸、背部

22. 呼吸急促

呼吸频率快，或伴气喘。见于表寒肺热证、痰热壅肺证、痰气互结证，或哮喘、肺炎咳嗽、肺痈、热病高热等。

23. 呼息缓慢

呼吸频率慢，或伴呼吸微弱，或点头样呼吸。见于虚寒证、肺气虚脱证，或中毒等。

24. 呼吸张口抬肩

张口呼吸，双肩随呼吸起落。见于哮喘、肺热喘咳、白喉等。

25. 气息弱

以手探鼻，呼吸气息微弱，胸廓起伏不显。见于虚寒证、肺气虚证等。

26. 气息微弱

呼吸微弱、无力，甚或断续。见于阳脱证等。

27. 呼吸胸高肋陷

呼吸费力，吸气困难，胸腔充满，肋间隙增宽、饱满。见于肺失宣降证、肺气虚证，或肺胀等。又称胸盈不足以息。

28. 胸廓变形

胸廓形状改变，包括扁平、桶状、鸡胸等。见于阴虚体质、肺肾阴虚证、气阴两虚证、肺失宣降证、肾不纳气证，或扁平胸、桶状胸、久病咳喘等。

29. 胸廓扁平

胸廓较正常人扁，前后径小于左右径一半。见于阴虚体质、肺肾阴虚证、气阴两虚证等。

30. 桶状胸

颈短肩高，锁骨上、下窝平展，肋间隙增宽，胸廓呈圆桶形状。见于肺失宣降证、肾不纳气证，或肺胀、久病咳喘等。

31. 鸡胸

胸骨下部明显前突，胸廓前后径长而左右径短，肋骨侧壁凹陷，形似鸡胸。见于先天不足、肾精不足证，或佝偻病等。

32. 肋间胀满

胸廓胀大，肋间隙增宽、饱满。见于肺失宣降证、肾不纳气证，或肺胀、久病咳喘等。

33. 左/右侧胸廓隆起

左或右，一侧胸廓膨隆，肋间隙增宽或兼外凸。见于悬饮病、气胸等。

34. 左/右侧胸廓塌陷

左或右，一侧胸廓塌陷，肋间变窄。见于肺痿、悬饮后遗症，或肺癌等肺部手术后。

35. 虚里动微不显

以手指掌触摸心前区（虚里），按之搏动微弱，不明显。见于宗气内虚，或脱证等。

36. 虚里动而应衣

以手指掌触摸心前区（虚里），搏动明显，甚至隔着衣服也能看到。见于宗气外泄、脱证，或心痹病等。

37. 虚里洪大而搏

以手指掌触摸心前区（虚里），搏动洪大有力，按之弹手。见于心气衰绝。

38. 虚里动而欲绝

以手指掌触摸心前区（虚里），搏动极速，快慢不一，强弱不等。见于心阳虚证，或痰饮等。

39. 圆背

双肩塌陷，背部前倾。多见于肝肾亏虚证、瘀滞筋骨证等。

40. 驼背

脊柱过度后弯，致使背向前屈，前胸塌陷。见于肾气亏虚、肝肾亏虚证，或发育异常、久病咳喘、脊柱病患、瘀滞筋骨证、龟背痰等。

41. 脊柱歪斜

目视或手摸，脊柱不平直，个别椎体或脊柱整体歪向一侧。见于脊椎骨折、椎间盘脱出，或肝肾亏虚证、瘀滞筋骨证等。

42. 脊柱侧弯

脊椎或脊柱偏离正中线向左或右侧偏曲。见于先天不足、肾精亏损证、肝肾亏虚证、瘀滞筋骨证，或脊椎骨折、椎间盘脱出、一侧胸部病变等。

43. 脊椎凸出

个别（1 个或多个）脊椎向后，或左右凸出。见于脊椎骨折、椎间盘脱出，或肝肾亏虚证、瘀滞筋骨证等。

五、乳房体征

1. 乳房生痈

一侧或两侧乳房结块，乳房肿胀疼痛，或红肿，溃后流出脓汁稠厚。见于肝郁气滞证、胃热壅盛证、毒邪外侵、湿热火毒内生证，或乳痈。

2. 乳生疽

乳房深部化脓，疼痛、肿胀，或皮肤颜色不变，或无脓液波动感。见于乳疽、乳痈，或正虚邪恋等证。

3. 乳房小

乳房外形较小，不饱满，或一侧/两侧乳房瘪小。见于乳房发育不良，或气血两虚证、肝肾阴虚证。又称乳房瘪小。

4. 乳房大小不一

一侧乳房发育不良，两侧乳房大小不对称。见于肝肾不足，先天发育不良等。

5. 乳房增大

男子或女子一侧/两侧乳房增大。见于阳明热盛证、阴虚生热证、肝气郁结证、气血两虚证、气滞血瘀证、气滞痰凝证、胃火炽盛证，或妊娠、乳痈、乳疽、乳癖、乳胀等。

6. 男子乳房发育

男子乳房出现不对称或对称性隆起，或一侧乳房隆起。见于肾精不足证、肝气郁滞证、冲任失调证等。

7. 男子乳大

中老年男子乳晕下有扁圆形肿块或乳房隆起（青少年男性亦可见）。见于冲任不调、肝郁气滞、痰凝血瘀证等。

8. 乳内肿块

一侧或两侧乳房有大小不等的结块，状如核桃，推之可动。见于肝气郁结证、气滞血瘀证、痰气交阻证、冲任失调证，或乳疽、乳癖、乳疬、乳痰（乳痨）、乳岩等。又称乳生癖块。

9. 乳内结核

一侧或两侧乳房长有结核，形如桃李、鸡卵，边界清楚，中等度硬，表面较光滑，无粘连，压痛不甚，推之可动。见于乳癖、乳痰、乳核，或气郁痰凝证、肝气郁结证、血瘀痰凝证、冲任失调证等。

10. 乳生疬核

乳房发育异常，乳晕中央有扁圆形肿块，或结核坚硬，推之不移。见于乳癌，或冲任失调、肝气郁结证、肝肾不足证。又称乳生恶核。

11. 乳生痰核

乳房部的结核性疾病，初起乳房内出现一结块如梅李，不痛，边界不清，软硬不一，皮肉相连，进展缓慢，溃后脓液稀如痰。见于气滞痰凝，肺肾阴虚证等。又称乳痨。

12. 乳房肿大

一侧或两侧乳房肿大，或漫肿，或伴有皮色红、疼痛，或溃烂。见于阳明热盛证、阴虚生热证、肝气郁结证、气血两虚证、湿热火毒内生等证，或乳胀、乳痈、乳发等。

13. 乳房皮肤色红

一侧或两侧乳房皮肤潮红，或焮红。见于热毒壅盛、肝经湿热

证、肝火炽盛证，或乳痈、乳发、乳疳等。

14. 乳房皮肤橘皮样改变

一侧或两侧乳房皮肤因与皮内组织粘连，而呈橘皮样或猪皮样改变。见于乳房水肿、乳癌等。

15. 乳房皮肤湿疹

乳房皮损以红斑、丘疹、水疱群集为主，自行溃破后形成小点状糜烂，渗液黏稠，干燥成点状，或有透明、略黄的结痂。见于乳头风，或肝火旺盛证、风湿热毒证等。

16. 乳房溃破

一侧或两侧乳房溃破流脓。见于肝气郁结证、胃热熏蒸证、冲任失调证、正虚毒陷证，或乳疽、乳痈、乳癌等。

17. 乳房瘘管

一侧或两侧乳房痈疡溃后形成瘘管，或伴有脓液或乳汁流出。见于气滞痰凝证、热毒蕴结证、正虚毒恋证，或乳瘘等。

18. 乳房下垂

一侧或两侧乳房松弛下垂。见于气滞血瘀证、气血两虚证、冲任不调证、肝肾精血亏虚，或乳悬等。又称乳悬、女子乳房松弛下垂。

19. 乳晕黯黑

乳晕色暗，甚则颜色发黑。见于肝肾亏虚，肝肾阴虚证等。

20. 乳晕湿烂

乳晕部渗液糜烂。见于肝经湿热证、肝火旺盛证、风湿热郁证，或乳晕部湿疹、乳晕湿疹样癌、乳疳、乳头湿疹等。

21. 乳晕皲裂

乳晕部皮肤干燥裂开。见于肝郁化火证、阴虚血热证、肝火旺盛证，或乳头湿疹等。

22. 乳头脱皮

乳头皮肤干燥脱落。见于肝热证、脾虚证、血虚风燥证等。

23. 乳头破裂

乳头裂伤。见于肝郁化火、阴虚血热证、肝火炽盛证、风湿热郁证，或乳头风、乳头湿疹等。

24. 乳头皲裂

乳头干燥裂开。见于肝火旺盛证，或乳头湿疹等。

25. 乳头糜烂

乳头糜烂。见于肝经湿热证、肝火旺盛证、风湿热郁证，或乳疳、乳头湿疹等。

26. 乳头腐脱

乳头腐烂脱落。见于气血两虚证、肝经湿热证，或乳疳等。

27. 乳头内缩

乳头凹缩在乳晕下。见于肝肾亏虚证、瘀滞蕴毒证、肝胆湿热证，或乳疳等。

28. 乳头抬高

乳头突起高于正常位置。见于肝气郁滞、肝经火旺证等。

29. 乳头破碎

乳头或乳晕部位表面有小裂口及溃疡，乳头皲裂。见于外伤、肝气郁滞、肝血不足、风热外袭证等。

30. 乳头湿疹

乳头皮损以红斑、丘疹、水疱群集为主，自行溃破后形成小点状糜烂，渗液黏稠，干燥成点状，透明、略黄的结痂。见于乳头风，或肝火旺盛证、风湿热毒证等。

31. 乳汁不通

产后乳汁少，或时有时无，时多时少。见于气血两虚证、肝郁气滞证、血瘀证、肝郁气滞证，或乳痈等。

32. 产后乳少

产后乳汁较少。见于气血两虚证、肝郁气滞证，或乳痈等。又称缺乳、乳少。

33. 产后无乳

产后乳汁全无。见于气血两虚证、肝郁气滞证，或乳痈等。又称乳汁不行、无乳。

34. 溢乳

女性非哺乳期，一侧或两侧乳头溢出乳汁。见于脾气不固证、肝经郁热证，或乳泣等。

35. 产后乳自溢

产妇乳汁不经婴儿吮吸而自然流出。见于气虚证、肝郁气滞证、气血两虚证、肝经郁热证、脾气不固证，或乳泣等。

36. 乳汁清稀

乳汁质清稀。见于脾气不固证、气血两虚证，或乳泣等。

37. 乳汁浓稠

乳汁质浓稠。见于肝郁气滞证、肝经郁热证等。

38. 乳窍溢脓

乳头流出脓液。见于肝郁气滞证、胃热炽盛证、阴虚火旺证，或乳痨、乳疽、粉刺性乳痈、乳痈等。

39. 乳窍脓黄

乳头流出黄色脓液。见于肝郁气滞证、风邪外袭证，或乳痈、乳疽等。

40. 乳窍溢血

乳头间歇性或自发性溢出血性或黄色液体，或伴乳头干燥皲裂、破溃。见于肝郁化火证、肝脾郁热证、心脾两虚证、阴虚火旺证，或乳衄等。又称乳衄。

41. 乳窍挤出粉刺样分泌物

挤压乳头有粉刺样分泌物流出。见于肝郁气滞证、胃热炽盛证，或粉刺性乳痈等。

42. 乳房红斑

乳房局部小片红斑，或成片焮赤如丹，稍高出皮肤，界限清楚，压之皮肤红色减退，放手又显红色，表面紧张光亮。见于乳房蛇丹、乳痈，或热毒内聚证、肝气郁滞证、气滞血瘀证、风湿热毒证等。

43. 乳汁潴留囊肿

由于先天或后天等原因造成乳腺导管阻塞，淤积的乳汁使导管呈囊性膨胀，腺泡破裂，彼此融合，形成大小不等的囊肿。见于肝郁气滞、肝胃失和、痰湿阻滞证，或乳汁郁积等。

六、脘腹、腰部体征

1. 胁下癥块

触按腹部，左或右胁下有肿块，质地柔软，或坚硬，或伴胀痛、压痛，痛有定处。见于肥气、癥瘕、肝癌、疟母等。

2. 脘部痞硬

触按脘部，有坚硬感，或如有痞块。见于瘀痰互结证，或胆癌、胃癌等。

3. 脘部坚满

触按脘腹部，觉坚硬，胀满明显，或伴有胀痛，按之如鼓。见于食滞胃肠证、胃脘实热证，或胃痛等。

4. 胃脘拘急

触按胃脘，有挛急感，或伴自觉抽搐、疼痛。见于脾胃虚寒、胃肠积热、胃肠气滞、肝郁气滞等证。

5. 腹部凹陷

仰卧时前腹壁明显低于胸骨至耻骨中点连线。见于脾胃虚弱、气血两虚证、精血亏虚证等。

6. 腹凹如舟

腹凹如舟，严重者深凹着背。见于津液亏虚证，或霍乱、泄泻、痢疾等。

7. 腹大

腹部胀大。见于肝气郁结证、气滞湿阻证，或鼓胀、水肿、积聚、饮食不节、嗜酒过度等。

8. 腹大如鼓

腹部胀大，但腹中有气体积聚，空虚如鼓。见于鼓胀、水肿、积聚等。

9. 腹部膨隆

腹部膨大隆起。见于肝积、肥气等。

10. 腹大坚满

触按腹部胀大，从胃脘（心下）至少腹较硬满，或伴攻撑作痛。见于热毒蕴结、食滞胃肠证，或腹痛等病。

11. 腹部（上腹部/胁下/下腹部/少腹）拘急

触按上腹部/胁下/下腹部/少腹部肌肉紧张，有拘紧感。见于胃肠积热、胃肠气滞、肝郁气滞、阳明热盛、下焦湿热等证。

12. 腹硬拒按

触按腹部，局部有坚硬痞块，按之疼痛。见于瘀血内阻证、血虚夹瘀证、食滞胃肠证，或伤食、胃石等。

13. 腹内包块

触按腹部（上腹、侧腹、下腹、少腹），有或硬或软的包块。见于肠痈、肠蕈、石瘕、腹部肿瘤等。

14. 腹中包块柔软

腹中包块按之柔软。见于气滞证、水饮痰浊证、气滞血瘀证等，或瘕聚。

15. 腹中包块坚硬

腹中包块按之坚硬。见于瘀血内阻证、热结肠胃证、瘀热互结证等，或癥积。

16. 腹中包块推之可移

腹中包块，按之则坚，推之可移。见于肠覃等。

17. 腹中包块推之不移

腹中包块，按之则坚，推之不可移。见于癌、癥积等。

18. 小腹坚满

触按下腹部，胀满坚硬，或拒按。见于肠癌、膀胱癌、子宫癌，或蓄水证、蓄血证等。

19. 少腹坚满

触按下腹两侧（或左，或右少腹），坚硬胀满。见于肝郁气滞证，或癥瘕、腹部肿瘤等。

20. 脐突

肚脐突出，或肿大而有光泽。多见于小儿，或因小肠或腹腔脂膜突入脐中所致，如胎热内蕴证、胎禀亏虚等，或脐疝。

21. 脐肿

肚脐肿大突出。见于火热炽盛证、阴虚毒恋证，或脐痈、脐疝等。

22. 脐红

脐部皮肤发红。见于火热炽盛证、阴虚毒恋证，或脐痈等。

23. 脐边青黑

脐周皮肤或血络色暗，发青而黑。见于寒滞肝脉，或蛔虫证等。

24. 脐流脓水

脐部流出脓水。见于肌肤热毒证，或脐疮等。

25. 脐中潮湿

脐部创面渗水，浸渍不干。见于湿热蕴结证、肌肤湿热证，或脐痈、脐湿等。

26. 脐糜烂

脐部皮肤糜烂。见于肌肤热毒证、火热炽盛证、湿热蕴结证、正虚邪恋证，或脐疮、脐痈等。

27. 脐部瘘管

小儿脐管或卵黄管未完全闭合，形成瘘管连通脏腔。见于脐尿管瘘、脐肠瘘等。

28. 脐部出血

小儿脐带创口处渗血或脐底部渗血。见于胎热内盛证、胎寒不足证、热炽血分证、气不摄血证，或脐血病等。

29. 脐下悸动

肚脐下至少腹部惕惕跳动，或以脐下，或以少腹跳动明显。见于水停下焦、肾不纳气证等。

30. 腹部生痈

腹部肌肤长有痈肿。见于热毒蕴结证、气郁化火证，或腹皮痈等。

31. 腹部青筋暴露

腹部胀大坚满，青筋怒张。见于热毒瘀肝证、肝瘀痰结证、肝脾瘀滞证、血虚夹瘀证、湿热蕴脾证、寒湿困脾证、肝郁脾虚证、脾肾阳虚证、肝肾阴虚证，或肝积、肝痨、肝癌、脂膜痨、肥气、鼓胀、蛊虫病等。

32. 臀部生痈

臀部生痈肿。见于湿热壅滞证、火毒炽盛证，或臀痈等。

33. 臀部生疖

臀部生疖肿。见于热毒蕴结证、暑湿热郁证，或坐板疮等。

34. 臀部皮肤潮红

臀部皮肤潮红。见于火毒炽盛证，或臀痈等。

35. 臀部溃烂

臀部肌肤溃烂。见于火毒炽盛证，或臀痈、褥疮等。

36. 髋部屈伸不利

髋部屈伸不利。见于湿热蕴结证、热毒炽盛证，或胯腰痈等。

37. 髋部生痈/疖

后腰两侧或髋关节附近生疖肿或痈肿，红热疼痛。见于热毒蕴结，火毒炽盛，或褥疮等。

七、四肢体征

1. 肩耸

指双肩上抬。见于肺气虚证、肺肾气虚证等。

2. 肩塌

患者两肩垂下，无力耸起。见于肺气虚证。

3. 肩凝

患者肩关节活动受限，手臂上举、外展困难。见于气滞血凝证等。

4. 臂部外突

上肢臂骨外突，或肘关节外突。见于气滞血凝证，或外伤、先天发育不良等。

5. 臂生疖肿

左或右上臂某部位生疖肿。见于经络伏热、风邪外干等证，或疖病。

6. 臂部生痈

一侧或两侧上臂、前臂部生痈肿，初起结块，迅速增大，大小形状不一。见于臂痈。

7. 四肢瘦削

上、下肢肌肉萎缩、瘦削，或伴无力抬举、收持。见于脾胃虚弱、肾精亏损证、脾肾阳虚证、肝肾阴虚证、气血两虚证、气阴亏虚证、脾虚营亏证，或脾痿、长期食少、腹泻等。

8. 上肢/下肢/四肢萎缩

四肢或某一肢体消瘦，肌肉萎缩。见于气血两虚证、气虚血瘀证，或痿躄、肌痿、风痱、软脚瘟、肢痿等。

9. 足萎

左/右或双足肌肉萎缩，或痿弱不用，足难任地行走。见于湿热下注证、瘀血阻络证、精血亏虚证、阴阳两虚证、气血两虚证、气虚血瘀证，或痿躄等。

10. 关节肿大

关节肿大变形，色红或皮色不变，或屈伸不利。见于瘀血痹阻、肾阳虚证、阴阳两虚证，或风湿热痹、痰饮流注关节、虚痹等。

11. 关节皮肤红

关节皮肤色红，或热，或肿胀，屈伸不利。见于瘀血痹阻证、热邪阻痹证、热盛酿脓证，或热痹等。

12. 关节畸形

病变关节的正常形态发生改变，影响功能活动。见于气滞血瘀证、痰瘀痹阻证、肝肾亏虚证等。

13. 肢端肥大

手足肢体末端肥大，骨节增粗。见于阴阳失调，肾精不足证，或巨人症等。

14. 指大如杵

指末节肥大呈鼓槌状，或膨大如杵，多为全部手指、足趾末端肥大。见于久病心肺气虚证、血瘀痰阻证等。又称杵状指。

15. 鹤膝

膝部肿大而股胫消瘦，形似鹤膝。见于寒湿内侵、经络血瘀证等。

16. 膝外翻

直立时两踝并拢而两膝分离向外弯出成“O”形。见于先天不足、肾气不充，或佝偻病等。又称“O”型腿、箩圈腿。

17. 膝内翻

直立两膝并拢时，两小腿斜向外弯成“X”形。见于佝偻病、先天不足等。又称“X”型腿、八字腿。

18. 肢体痿弱

肢体痿软无力，或伴肌肉萎缩。见于肝肾亏虚证、湿热阻络证、瘀血阻络证、气虚血瘀证、脾虚气陷证、脾虚营亏证、气阴亏虚证、脾肾阳虚证，或肌痿、肢痿等。

19. 手软下垂

因手部肌肉痿软无力致使手下垂不能抬起。见于湿热阻络证、脾虚气陷证、脾虚营亏证、气阴亏虚证、脾肾阳虚证，或肌痿、肉痿等。

20. 足软弛缓

足部筋肉弛缓，无力。见于脾虚气陷证、气血两虚证、肝肾亏虚证、热毒蕴结肌肤证、湿热阻络证、瘀血阻络证，或痿躄、软脚瘟等。

21. 手撒

两手撒开，手臂不能活动。见于重病昏迷患者，中风入脏证、阳脱证等。

22. 足下垂

足部弛缓，足下垂不能抬起，或伴肌肉萎缩。见于脾虚气陷证、气血两虚证、肝肾亏虚证、热毒蕴结肌肤证、湿热阻络证、瘀血阻络证，或痿躄、软脚瘟等。

23. 四肢拘急

手足拘紧挛急，屈伸不利。见于风寒束表证、寒湿蕴结证、湿热浸淫证、热盛伤津证、亡阳证、肝血亏虚证等。

24. 四肢抽搐

手足肢体抽动、拘挛，不能自止。见于各种原因引起的风邪闭阻证、风痰挟瘀证、阴虚阳亢证、热极生风证、脾肾阳虚证、肝郁血虚证、血虚生风证，或中毒等。

25. 转筋

以小腿肌肉的紧张、拘挛为主要表现，重者或抽搐。见于气血两虚证、肝肾亏虚证、风寒外袭证、寒滞经脉证、寒湿阻络证、肝郁血虚证、气血两虚证，或寒霍乱等。

26. 握拳

患者两手握固成拳，手指不能伸展。见于风痰阻络证，或中风、闭证等。

27. 四肢震颤

左/右上肢或下肢颤抖或振摇不定，不能自止。见于血虚筋脉失养，或饮酒过度、动风先兆等。

28. 手足蠕动

手足肌肉缓慢颤动，或缓缓掣动，或类似虫行。见于气血两虚证、虚风内动证等。

29. 手足瘛纵

瘛是收缩，纵是弛缓，患者四肢或瘛为主，或纵为主，若四肢不由自主地收驰，同四肢抽搐。见于风寒阻络证、风痰阻络证、气血两虚证、脾虚生风证、肝热生风证、阴脱证，或痫证、中毒等。

30. 手舞足蹈

手足动作增多，变化多端，不能自制，状似舞蹈，或抽搐。见于外感风邪、肝肾阴虚证、气血两虚证、肝郁血虚证、肾精亏虚证，或女性妊娠、小舞蹈病等。

31. 手颤

手震颤动摇，或一手独发，或两手并发。见于肝风内动证、风痰入络证、风寒袭络证、脾虚动风证、血虚风袭证、阴虚动风证等。

32. 足颤

一足或两足震颤动摇。见于血虚风动、风寒湿侵等。

33. 手掌屈伸不利

手掌拘急、无力或僵硬，而难以屈伸。见于历节、痹证、痉病、中风等。

34. 手指屈伸不利

手指拘急、无力或僵硬，而难以屈伸。见于历节、痹证、痉病、中风等。

35. 四肢肿胀

上、下肢浮肿胀大，或四肢同时肿胀，或仅见上肢/下肢，或偏于一侧肿胀。见于湿热蕴结、气滞肌表证、寒湿凝滞证、气虚血瘀证，或水肿、外伤、痹病等。

36. 单侧肢体肿胀

一侧肢体浮肿胀大。见于气滞肌表、痰瘀互结、气虚血亏证，或偏、中风偏瘫等。

37. 上肢肿胀

一侧或两侧上肢肿胀，或左右交替出现或同时出现。见于气滞证、痰湿阻滞证，或风水水肿、外伤、上肢淋巴损伤等。

38. 下肢肿胀

一侧或两侧下肢肿胀。见于湿热下注证、脾阳虚证、肾阳虚证，或下肢外伤、骨折、脱臼、脉痹、流火等。

39. 肢体血肿

肢体肿胀，皮色呈青紫或紫暗。见于血瘀证，或外伤等。

40. 肢体发绀

四肢末端皮肤紫暗，或有花斑，多伴四肢厥冷。见于脾阳虚、肝气郁滞，或厥证等。

41. 四肢关节脱位

四肢关节因伤脱出关节腔外，伴关节畸形或活动受限。见于关节损伤脱位。

42. 四肢骨骼折断

四肢骨骼因伤折断，或摸到折断端，或四肢畸形，或局部肿胀明显、疼痛、青紫。见于四肢骨折。

43. 骨折断端突出

四肢骨折后，断端凸起、突出，或穿破暴露肌肤外。见于骨折、开放性骨折。

44. 骨折四肢畸形

四肢骨折后，因局部断端移位、增粗，或肢体缩短，形成异常角度而畸形。见于骨折移位。

45. 四肢异常活动

四肢骨折后，出现异常被动活动。见于骨折。又称假关节形成。

46. 骨擦音（骨擦感）

四肢骨折断端摩擦有声，或摸到摩擦感。见于骨折。

47. 手肿

手掌或手背部肿胀。见于风热痰毒证、热毒蕴结证、脓毒蕴结证，或手背发、托盘疔、外伤等。

48. 手背肿如覆碗

手背肿胀，状如覆碗。见于风热痰毒证、热毒蕴结证、脓毒蕴结证，或手背发等。

49. 掌肿如托盘

手掌肿胀，状如托盘。见于热毒蕴结证、火毒炽盛证，或托盘疔等。

50. 指肿

单个或多个手指肿胀，屈伸不利。见于寒湿痹阻证、湿热痹阻证、血瘀证，或水气、蛇头疔、蛇眼疔、手指外伤等。

51. 趾肿

足趾肿胀，或发红，活动不利。见于寒湿痹阻证、湿热痹阻证、血瘀证，或水气、蛇头疔、蛇眼疔、痛风、足趾外伤等。

52. 指/趾节肿大

指节（指关节）或趾节（趾关节）肿大变形，见于寒湿痹阻证、湿热痹阻证，或尪痹、历节病等。

53. 足肿

左或右足背、足底肿胀。见于湿热下注证，或足背发等。

54. 足踝肿

单侧或双侧足踝部肿胀，或浮肿。见于损伤瘀血阻络，或水肿气虚、阳虚、水饮内停、肝肾不足、心阳虚证等。

55. 指/趾暗红

手足指/趾末端皮肤暗红。见于气阳两虚、气阴不足、血热营虚证，或热厥、高原病、冻疮等。

56. 指/趾苍白

手足指/趾末端皮肤苍白，多伴寒冷。见于气血两虚、阳虚证等。

57. 指/趾紫黑

手足指/趾末端皮肤色暗，发紫暗黑。见于热毒内炽、邪毒内陷证，或阴疽、蛇头疔等。

58. 指/趾变黑坏死

手指或足趾变黑腐烂坏死。见于寒湿阻络证、瘀阻脉络证、热毒入络证、气血两虚证，或脱疽等。

59. 指/趾骨节脱落

手指或足趾关节坏死脱落。见于寒湿阻络证、瘀阻脉络证、热毒入络证、气血两虚证，或脱疽、坏疽、疫疔等。又称手足脱节。

60. 指/趾干枯

手指或足趾肌肉萎缩，干枯。见于脾虚气弱、肝血不足、气血两虚、肝肾两虚证。

61. 指/趾湿烂

手指或足趾间皮肤生水疱，破溃渗出，表皮损伤。多见于湿热内蕴证、湿毒浸淫、脾虚湿蕴证。

62. 手掌赤痕

手掌掌面或指端皮肤色泽不均，出现片状红斑。见于湿浊阻滞、痰瘀互结证。

63. 甲床淡白

甲床部分或全部变白，无光泽，压之不褪色。见于气血两虚证、虫积伤脾证等。

64. 甲床青紫

甲床呈青紫色。见于气滞血瘀证、血络瘀闭证等。

65. 甲床淡红

甲床呈淡红色。见于常人。

66. 甲床残缺

甲床缺损不全。见于外伤、先天不足、肝肾不足、肝血亏虚证，或手足癣等。

67. 指/趾甲菲薄腐烂

手指或足趾甲板薄脆，甚则溃烂。见于肝肾亏虚、肝血亏虚、湿毒内聚等。

68. 趾甲增厚

趾甲增厚。见于血虚风燥证、湿热蕴结证，或灰趾甲、厚甲症等。

69. 指/趾甲色灰

指/趾甲呈灰色，压之不褪色。见于血虚风燥证、湿热蕴结证，或灰指/趾甲病等。

70. 指/趾甲色白

指/趾甲萎软色白，压之白而无华。见于元气亏损、肝血不荣等。

71. 指/趾甲无泽

指/趾甲色灰暗，没有光泽。见于久病、重病。

72. 指/趾甲色黄

指/趾甲呈黄色。见于肝胆湿热证，或黄疸等。

73. 指/趾甲色黑

指/趾甲色黑呈带状或全甲变黑色、灰色或黑褐色，压之不褪色，甲面光滑。见于肾阴阳两虚证，或外伤瘀血灰指/趾甲病等。

74. 指/趾甲色斑

手指或足趾甲板色泽不均，出现点状斑块。见于肝肾不足，筋失所养证。

75. 指/趾甲下脓肿

手指或足趾甲板下溃烂成脓。见于湿热蕴结，毒邪内聚证，或外伤等。

76. 指/趾甲溃空

指/趾甲甲板下溃烂变空。见于血虚风燥证、湿热蕴结证，或灰指/趾甲等。

77. 指/趾甲脱落

指/趾甲自行脱落。见于瘭疽、蛇疔、脱疽、疠风等。

78. 甲房肿胀

指/趾甲缘或甲板下红肿。见于热毒内聚证，或瘭疽、蛇疔、脱疽、疠风等。

79. 甲房溃烂

指/趾甲缘或甲板下红肿溃烂。见于热毒内聚证，或瘭疽、蛇疔、脱疽、疠风等。

80. 甲下胬肉突出

指/趾甲下有胬肉突出。见于血不循经，或胬肉甲等。

81. 甲沟红肿

指/趾甲缘发红肿胀。见于火毒内结，或甲沟炎、蛇疔等。

82. 甲沟湿烂

指/趾甲甲沟渗液糜烂。见于蛔虫病等。

83. 甲沟色白

指/趾甲缘皮肤发白。见于肝血亏虚、脾虚气弱证等。

84. 甲旁红肿

指/趾甲板周围皮肤色红肿胀，甚则指趾通红。见于热毒内聚证，或指头痈、蛇头疔等。

85. 甲向内嵌

指/趾甲板倒生入肉内，或伴刺痛如锥。见于外伤、先天性心脏病、灰指/趾甲病等。

86. 甲板翘起

指/趾甲板与甲肉分离，如剥竹笋。见于肝血虚证、失血、灰指/趾甲病等。

87. 甲板萎缩

指/趾甲板萎缩，状如初生虫翅。见于先天不足、精血亏虚证等。

88. 甲板高低不平

指/趾甲板上出现沟痕，凹凸不平。见于气滞血瘀证、脾胃气虚证、肝血虚证、气血两虚证，或钩状甲、横沟甲、勺状甲等。

89. 手掌脱皮

手掌面或指缝间皮肤脱落。见于血虚生燥、肝肾不足、脾虚气弱证等。

90. 手掌裂开

手掌皮肤干燥裂开。见于肝血亏虚、脾虚、风热、燥证等。

91. 鸡眼

足底或足趾间处皮厚增生，其根深嵌入肉里，顶起硬结，形似鸡眼。常见于手足部长期受挤压、摩擦导致的鸡眼病，或肌肉失荣证等。

92. 手掌/足底角化

手掌或足底赤白肉际间，均匀出现黄白色弥漫性皮肤增厚，状如松皮，或坚硬起茧，行走疼痛。见于脾虚营血化源不足证，或掌跖角皮症。又称胼胝。

93. 手足生疔

手足部皮肤局部生疔疮。见于火毒炽盛、脾虚有热、风热外袭，或阳虚消渴证等。

94. 小腿溃疡

发生于膝下踝上部皮肤溃烂或破溃渗出，小腿内侧多见。见于湿热下注证，或腿疽、鱼肚疽、疫疗走黄、肉瘤、消渴等。

95. 足背溃破腐烂

足背皮肤溃烂，或有皮屑，或紫暗、暗黑。见于湿热下注证，或消渴足等。

95. 足底溃疡

足底或足底侧面皮肤溃烂。见于湿毒浸渍、火毒炽盛、湿热下注证，或足底疽或痈、消渴足等。

96. 前臂内侧红丝

前臂内侧出现红丝缕状血络。见于火毒窜络证、火毒入营证，或红丝疔等。

97. 小腿内侧红丝

小腿内侧出现红丝缕状血络。见于火毒窜络证、火毒入营证，或红丝疔等。

98. 上肢/下肢见紫暗血络

上肢/下肢局部见有暗红色，或紫色血络，或浅浮单枝，或密集成网状。见于血瘀证、风湿阻络证，或痹病、血痹、脉痹等。

99. 下肢青脉显露

下肢小腿后，腘窝中筋脉突起如蚯蚓状，或形成团块。见于寒滞肝脉证、热蕴络瘀证、血瘀风燥证，或筋瘤等。

100. 下肢青脉硬结

小腿筋脉突起形成团块，甚则皮肤发硬。见于寒滞肝脉证、热蕴络瘀证、血瘀风燥证，或筋瘤较重者。

八、肛门体征

1. 肛门皮肤潮湿

肛门周围皮肤有渗液，潮湿。见于湿热下注证、热毒蕴结证、肛门湿热证、血虚风燥证，或急性肛门湿疹、慢性肛门湿疹、肛肠痒等。

2. 肛门皮肤潮红

肛门周围皮肤红，或暗红色。见于湿热下注证，或肛门湿疹等。

3. 肛门皮肤溃疡

肛门周围皮肤出现溃疡。见于血热肠燥证、阴虚肠燥证、气血瘀滞证、湿热下注证、血虚风燥证，或肛门湿疹、肛裂等。

4. 肛门皮肤糜烂

肛门周围皮肤表皮或黏膜上皮缺损，露出红色湿润面。见于湿热下注证、血虚风燥证，或肛门湿疡、肛肠痒等。

5. 肛门周围湿疹

肛门周围皮肤瘙痒，有分泌物渗出，或反复发作。见于肛门湿热证、血虚风燥证，或肛门湿疹等。

6. 肛门裂口

肛门非圆环形，有裂口，多伴排便时出血，鲜血黏附在大便上。见于肛裂病等。

7. 肛门边缘皮赘

肛门边缘皮肤皱襞肥大，赘生皮瓣。见于下焦湿热证、血热瘀阻证、气血瘀滞肛门证、肛门湿热证，或外痔、皮痔、气痔、脉痔等。

8. 环状赘皮

肛周有赘皮，呈环形分布。见于气血瘀滞肛门证、肛门湿热证，或皮痔等。

9. 赘皮柔软

肛周有赘皮，较柔软。见于气血瘀滞肛门证、肛门湿热证，或气痔、脉痔、皮痔等。

10. 赘皮肿胀

肛周有赘皮，且肿胀。见于气血瘀滞肛门证，或炎性外痔等。

11. 赘皮发红

肛周赘生皮瓣，呈红色。见于气血瘀滞肛门证，或炎性外痔等。

12. 肛门生疣

肛门部有小的赘生物，呈淡红色或暗红色，小如粟米大如拳头，又称鼠屎痔等。

13. 肛门周围肿胀

肛周环形或局部皮肤肿胀，或有肿节。见于热毒炽盛证、气滞血瘀证，或肛痈、锁肛痔等。

14. 肛门部包块

肛门部有包块，皮肤异常隆起。见于肛痈等病。

15. 肛门部皮肤结节隆起

肛门部皮肤结节呈突起状。见于外痔等病。

16. 肛门结节柔软

肛门部结节隆起，触之柔软。见于皮痔等。

17. 肛门结节坚硬

肛门部有结节隆起，触之坚硬。见于气血瘀滞肛门证，或锁肛痔等。

18. 肛门结节黯紫

肛门部结节颜色呈暗紫色。见于血栓外痔等。

19. 痔核脱出肛门

痔核脱出肛门外，或可自行还纳，或不能自行还纳。见于中气下陷证，或内痔、翻花痔、内外痔等。

20. 痔核可自行还纳

痔核脱出肛门外，可自行回到肛门内。见于中气下陷证、湿热下注证、气血两虚证、气血瘀滞证，或翻花痔、脱肛、内外痔等。

21. 痔核不能自行还纳

痔核脱出肛门外，不能自行回到肛门内。见于气血两虚证，或息肉痔、内痔、内外痔等。

22. 痔核表面光滑

痔核表面触之光滑。见于息肉痔等。

23. 痔核嵌顿

痔核嵌顿在肛门边缘。见于湿热下注证、气血瘀滞肛门证，或翻花痔等。

24. 痔核柔软

痔核质地柔软。见于中气下陷证，或内痔、脱肛、内外痔、息肉痔等。

25. 痔核糜烂

痔核糜烂破损，或有脓液。见于湿热下注证等。

26. 痔核出血

或痔核脱出，大便时搽破出血，或排便过程中血液点滴不已，或一线如箭，而无疼痛。见于内痔、混合痔等。

27. 痔核鲜红

痔核色鲜红。见于湿热证、血络受伤证，或翻花痔等。

28. 痔核黯红

痔核色黯红。见于气血瘀滞证、湿热下注证、阴虚火旺证，或翻花痔等。

29. 痔核灰白

痔核色灰白。见于脾胃气虚证等。

30. 痔核青紫

痔核色青紫。见于湿热下注证、气血瘀滞证，或血栓外痔、翻花痔等。

31. 肛门周围皮肤见瘘口

肛门周围皮肤出现瘘管外口。见于肛瘘、直肠瘘等。

32. 瘘口高突

瘘口呈高突状。见于湿热壅滞证，或非特异性肛瘘等。

33. 瘘口凹陷

瘘口呈凹陷状。见于肺肾阴虚证、阴虚邪恋证，或瘘管尚未形成、结核性肛瘘等。

34. 瘘口色鲜红

瘘口呈鲜红色。见于阴虚肠燥证等。

35. 瘘口色灰白

瘘口四周皮色暗淡。见于正虚邪恋证，或久病肛瘘等。

36. 瘘口部脓水清稀

瘘口部流出清稀脓水。见于正虚邪恋证、肝肾亏虚证，或肛门直肠瘘慢性炎症期、结核性肛瘘等。

37. 瘘口部脓水黄稠

瘘口部流出黄稠脓水。见于湿毒内蕴证、肛门湿热证，或肛门直肠瘘新形成或急性炎症期等。

38. 瘘口部流脓血

瘘口部流出脓血。见于肛瘘慢性炎症期、脓肿破溃不久等。

39. 肛周皮下窦道

肛周组织溃疡后形成皮下管道，或与脏腔相通。见于肛门湿热证、正虚邪恋证、阴虚肠燥证，或肛瘘、穿肠瘘等。

40. 肛周皮下可触及条索状物

肛周皮下可触及条索状物。见于肛门湿热证、正虚邪恋证、阴虚肠燥证，或肛门瘘、穿肠瘘等。

41. 肛门松弛

肛门松弛或洞开，常伴有大便失禁。见于脾虚气陷证、肾气不固证，或肛肠病后期、术后等。

42. 肛门紧缩

肛门收紧，肛口缩小，大便排出不畅、困难，或引发便秘。见于锁肛痔、肛肠病后期、术后等。

43. 肛门有直肠脱出

直肠脱出肛门外。见于中气下陷，或脱肛病。

44. 肛门直肠脱出柔软无弹性

直肠一度脱垂，脱出物色淡红，长约3～5厘米，触之柔软，不易出血，可自行回复。为直肠黏膜脱出。见于中气下陷证，或直肠黏膜脱垂性脱肛等。

45. 肛门直肠脱出壁厚有弹性

直肠二度脱垂，长约5～10厘米，淡红色，表面为环状而有层次的黏膜皱襞，需用手复位。为直肠全层脱出，见于气血瘀滞证，或直肠脱垂性脱肛等。

46. 肛门直肠脱出色淡红

直肠脱出肛门，呈淡红色。见于脾虚气陷证，或直肠脱垂性脱肛等。

47. 肛门直肠脱出色鲜红

直肠脱出肛门，呈鲜红色。见于中气下陷证，或直肠黏膜脱垂性脱肛等。

48. 肛门直肠脱出色紫红

直肠脱出肛门，呈紫红色。见于气虚血瘀、气滞血瘀、肛门湿热证等。

49. 肛门直肠脱出色黄白

直肠脱出肛门，呈黄白色。见于脾虚证、脾肾两虚证等。

50. 肛门脱出物有蒂

肛门脱出物有蒂。见于风伤肠络证、气血瘀滞肛门证、脾虚气陷证，或息肉痔、悬珠痔等。

51. 肛门脱出物无蒂

肛门脱出物无蒂。见于风伤肠络证、气血瘀滞肛门证、脾虚气陷证，或脱肛等。

52. 肛门脱出物有宽蒂

肛门脱出物蒂呈广基状分布。见于风伤肠络证、气血瘀滞肛门证、脾虚气陷证，或息肉痔等。

九、疮、疡、疔、疖体征

1. 疮

皮肤上长出红色、隆起，分布有脓包微粒的圆形肿物。见于各种皮肤感染形成的疮病。

2. 疡

皮肤破损、溃烂，即皮肤疡溃的病变。见于各种皮肤感染形成的疮疡病。

3. 痈

初起为弥漫性浸润性紫红斑，表面紧张发亮，触痛明显，之后局部出现多个脓头，有较多脓栓和血性分泌物排出，伴有组织坏死和溃疡形成，可见窦道，局部淋巴结肿大。自觉搏动性疼痛，可伴有发热、畏寒、头痛、食欲不振等全身症状，严重者可继发毒血症、败血症。见于由金黄色葡萄球菌感染引起的多个临近毛囊的深部感染，好发于颈部、背部、肩部。

4. 有头疽

初期患处起一肿块，上有粟粒样脓头，肿块渐向四周扩大，脓头增多，色红灼热，高肿疼痛，伴发热恶寒、头痛纳差；溃脓期肿块进一步增大，疮面渐渐腐烂，形似蜂窝，肿块范围常超过 10cm，甚至大于 30cm，伴壮热、口渴、便秘、溲赤等，收口期脓腐渐尽，新肉开始生长，并逐渐愈合，好发于项后、背部等皮肤厚韧处。见于深部组织的化脓性疾病。

5. 无头疽

初起患肢疼痛彻骨，1 ~2 日内即不能活动，继而皮肤微红微热，患肢肿胀，或骨端具有深压痛、叩击痛，大约在发病后 3 ~4 周化脓，此时身热持续不退，局部色红胖肿，骨胀明显，溃脓后，脓出初稠后薄，淋漓不尽，不易收口则成窦道，或患处可摸到骨骼粗大、高低不平，以药线或探针探之，常可触及粗糙死骨，此时即转为慢性附骨疽，多发于四肢长骨，发病部位以胫骨为主，其次为股骨、肱骨、桡骨。见于骨关节化脓性疾病，如化脓性骨髓炎、化脓性关节炎等。

6. 疔

皮肤局部红、肿、热、痛的小结节，并逐渐增大，呈锥形隆起，根深如钉，继而中央变软，出现白色小脓栓，多发于颈项部、头面部、背部、臀部、腋下、会阴部及腿部。见于致病细菌侵入毛囊或汗腺所引起的单个毛囊及其所属皮脂腺的急性化脓性疾病。

7. 疖

皮肤局部红、肿、痛的小结节，逐渐肿大，呈锥形隆起，数日后，结节中央组织坏死变软，出现黄白色小脓栓，或数日后，脓栓脱落，排出脓液，多发于颈、头、面部、背部、腋部、腹股沟部及会阴部和小腿。见于一个毛囊及其所属皮脂腺和周围组织的急性化脓性疾病。

8. 丹毒

皮肤焮红，或暗红，面积较大，均匀肿起，或不高凸肿起，见于湿热证、风毒、火毒等证。

9. 疮痈高肿

疮痈肿势高突。见于热毒蕴结证、风热痰毒证，或软疖、发际疮、颈痈、臂痈、丫痈、膝痈等。

10. 痈肿结块

痈肿相互连结成块。见于热毒蕴结证、暑湿热郁证、正虚邪恋证，或疖等。

11. 痈肿漫延

疮痈扩展快，向周围蔓延。见于风热壅盛证、肝经湿热证、湿热下注证、热毒炽盛证，或丹毒、颈痈、有头疽等。

12. 痈肿平塌下陷

局部痈肿脓腔干瘪，肿势不显，甚至局部下陷。见于热毒伤阴证、气血两虚证、阴虚火炽证，或痈等。

13. 痈肿坚实

痈肿触之坚实。见于寒湿凝结证、热毒袭表证、气郁化火证，或骨瘤、发际疮、蝼蛄疖、痈、冬瓜串、腹皮痈等。

14. 痈肿木硬

痈肿质地较硬，触之无明显痛痒。见于气滞血瘀证，或寒肿、流痰、痰瘤、脱疽、冻疮、静脉曲张、委中毒、发颐、颜面疔疮等。

15. 疖肿簇生

在身体一定部位或多处，同时或反复发生多个疖。见于正虚邪恋证、暑湿热郁证，或多发性疖、发际疮、坐板疮等。

16. 肿疡作痒

肿疡部皮肤瘙痒。见于热毒蕴结肌肤证，或疔疮。

17. 疮肿范围局限

皮肤出现局限性疮肿。见于热毒蕴结证、暑湿热郁证，或疖、臂痈、股痈、伏兔疽等。

18. 疮肿范围不局限

皮肤出现边界不清或呈弥漫性疮肿。见于气血痰郁、气结痰凝证，或痈、丹毒、无头疽、流注、气瘿等。

19. 疮疡根脚收束

疮疡根脚收束。见于实肿或疖等。

20. 疮疡根脚散漫

疮疡根脚散漫。见于湿热壅滞证、热毒伤阴证、阴虚毒恋证、气郁化火证，或足背发、痈、脐痈、腹皮痈、中脘痛、臀痈等。

21. 疮疡根脚大

疮疡根脚范围大。见于痈、疽、发等。

22. 疮疡根脚小

疮疡根脚范围小。见于疔、疖等。

23. 疮疡根脚坚牢

疮疡坚硬如石，推之不动，根脚坚牢。见于疔，或乳岩、失荣、肾岩、翻花疮等。

24. 疮肿宣浮

疮疡肿而宣浮，散漫不聚。见于风肿、痄腮、抱头火丹等。

25. 疮肿根深坚硬如钉

疮肿根深，坚硬如钉。见于热毒蕴结肌肤证、火毒炽盛证、余毒未清证、毒入营血证，或疔疮等。

26. 痈疡中软

疮口周围肿硬，中间按之柔弱、陷凹。见于湿热瘀阻证、毒入营血证、正虚毒恋证，或烂疔、颈痈等。

27. 痈疡绵软

痈疡软肿，扪之如绵。见于血热瘀滞证、气滞痰凝证，或痰肿、痰包、手足部胶瘤、血瘤、气瘤、疫疔、肉瘤等。

28. 痈疡有波动感

痈疡按之有波动感。见于阳虚痰火证、脓毒蕴积证，或化脓期的痈、瘰疬等。

29. 痈疮表面光软无头

痈疮光滑柔软无脓头。见于火毒炽盛证，或无头疽、一般痈、颈痈等。

30. 痈疮表面皮薄光泽

痈疮表面皮肤变薄，有光泽感。见于痈肿将溃。

31. 痈疡扪之有捻发感

痈疡扪之有捻发感。见于颈痈等。

32. 痈疡扪之不应指

痈疡扪之指起不复，为脓未成。见于痈肿脓未成。

33. 痈疡溃破

痈疡皮肤溃破，或流脓、流血水等。见于湿热证、热毒成痈，或痈肿破溃期等。

34. 疮形如脐

疮肿如脐形。见于热毒蕴结肌肤证、痰热蕴肺证、热毒蕴肠证、毒入营血证，或炭疽（疫疔）等。

35. 疮疡表面色红

疮疡表面色泽淡红或红赤。见于火毒炽盛证、血分热证、湿热蕴结证、热毒侵袭肌肤证、热毒蕴结肌肤证，或委中毒等。

36. 疮疡表面晦暗

疮疡表面色泽晦暗。见于阳虚证、气滞血瘀证、正虚邪恋证、气血两虚证等。

37. 疮疡表面色黑

疮疡表面呈黑色。见于瘀毒证、正气亏虚证，或疫疔等。

38. 疮疡表面色紫

疮疡表面呈紫色。见于气滞血瘀证、正虚邪恋证等。

39. 疮疡表面色黄

疮疡表面呈黄色。见于臀痈等。

40. 疮疡表面色灰白

疮疡表面色灰白。见于流注初期、风湿化火证等。

41. 疮疡表面有紫血泡

疮疡表面有呈紫红色的血泡。见于血热蕴毒证等。

42. 疮疡有脓头

疮疡上有脓头，可溃破流脓。见于外感风热、外感湿热、外感火毒、气滞血瘀证，或疖、有头疽等。

43. 疮疡脓头如粟粒

疮疡上有脓头如粟粒。见于热毒炽盛证，或疔疮、疖、有头疽等。

44. 疮顶陷黑无脓

疮疡顶部成黑色低于皮表，内无脓液。见于毒入营血证、气营两燔证、热毒内闭证、亡阴证，或疔疮、疔疮走黄等。

45. 疮口流脓

疮口向外流脓汁。见于疮疡溃破。

46. 疮脓稀薄

疮口流出脓液质地稀薄。见于气血两虚证，或流痰、腋疽等。

47. 疮脓稠厚

疮口流出脓液质地稠厚。见于风火热毒证、肝郁化火证，或腋痈、臀痈、手背发等。

48. 疮脓稀似痰

疮口流出脓液质地稀薄，似痰状。见于流痰等。

49. 疮脓似粉浆

疮口流出脓液似粉浆污水。见于气血两虚证，或伤筋蚀骨等。

50. 疮脓似蟹沫

疮口流出脓液夹有气泡，如蟹沫。见于痈、发、阴疽等，多为内膜已透。

51. 疮脓夹血样液

疮口流出脓液夹污血，脓少血多，脓中夹有败絮状物，色泽污浊而不明润。见于血分热毒。

52. 疮脓夹血块

疮口流出脓液中夹有血块。见于血络受伤等。

53. 疮脓夹败絮样物

疮口流出脓液中夹有败絮样物。见于气血衰竭证，或流痰、腋疽等。

54. 疮脓腥臭

疮口流出脓液闻之腥臭。多见于痈肿顺证等。

55. 疮脓恶臭

疮口流出脓液闻之恶臭。多见于痈肿逆证等。

56. 疮脓腐臭

疮口流出脓液闻之腐臭。见于湿热证等。

57. 疮脓色黄

疮口流出脓液呈黄色。见于实热证

58. 疮脓色白

疮口流出脓液呈白色。见于脾虚湿盛证等。

59. 疮脓色灰

疮口流出脓液呈灰色。见于湿热、湿毒等证。

60. 疮脓色绿

疮口流出脓液呈绿色。见于寒湿证等。

61. 疮脓色黑

疮口流出脓液呈黑色。见于疮疡恶候。

62. 疮脓出不畅

疮口流出脓液，不能够顺利排出。见于正气虚、气血亏虚证等。

63. 疮脓畅泄

疮口流出脓液，排出顺畅。见于疮疡正气充足。

64. 疮脓出，痛减

疮口流出脓液，排出后疼痛即减轻。见于溃脓顺证。

65. 疮脓出，痛剧

疮口流出脓液，排出后疼痛反而加剧。见于邪热留恋。

66. 疮脓腐不透

疮口内脓已成，但尚未溃破。见于气血亏虚证等。

67. 疮脓腐溃，旁串

疮腐溃，流出脓液，波及周围皮肤组织。见于发，或热毒充斥。

68. 指按有脓流出

用指按压痈肿局部即有脓液流出。见于脓已溃。

69. 指按有脓不流

用指按压痈脓部，有脓但难排流。见于脓未溃。

70. 脓液淋漓不止

脓液断断续续流出，不能停止。见于正气虚、气血亏虚证等。

71. 疮口糜烂

疮口黏膜上皮或表皮缺损，露出红色湿润面。见于心火亢盛证、湿热浸淫证等。

72. 疮口干枯

疮口干燥枯涸。见于阴虚津亏证、正虚邪恋证等。

73. 疮口凹陷

疮口表面低于皮表平面。见于邪毒内侵证等。

74. 疮口不敛

疮口经久不敛。见于气血两虚证、余毒未清等。

75. 疮口凹陷不平

疮口面凹陷不平整。见于松皮癣等。

76. 疮口如岩石

疮口形如岩穴，坚硬，中间凹陷较深。见于郁结等。

77. 疮口如蝶

疮口状如蝶，略微内凹。见于蝶斑疮等。

78. 疮口边缘不齐

疮口边缘不整齐，高低不平。见于热毒浸淫等。

79. 疮口削直

疮口边缘削直而如凿成。见于梅毒性溃疡等。

80. 疮口外翻

疮口边缘向外翻。见于正虚邪盛等证。

81. 疮口胬肉翻出

胬肉突出，疮口外翻，似花蕊一般，头大根小，一旦碰伤，流血不止。

82. 疮口上方有青筋显露

疮口上方青筋怒张明显。见于气滞血瘀证等。

83. 疮口上方动脉搏动消失

疮口上方动脉搏动感消失。见于脱疽等。

84. 疮口死骨脱出

朽骨突出于疮口表面。见于附骨疽等。

85. 疮口纸捻探之有锯齿感

以纸捻探之疮口有锯齿感。见于附骨疽，多为有损骨。

86. 疮口外翻如菜花

疮口外翻如菜花状。见于岩瘤破溃。

87. 疮口外翻如泛莲

疮口外翻状如泛莲。见于岩瘤破溃。

88. 疮口外翻如杨梅

疮口外翻状如杨梅。见于邪毒浸淫等证。

89. 疮边如缸口

疮边状如缸口。见于疽毒内陷证等。

90. 疮边如空壳

疮边状如空壳，有空腔凹陷。见于正虚邪恋证等。

91. 疮面湿润

疮面触之有湿润感。见于湿热浸淫证等。

92. 疮面糜烂

疮面表皮或黏膜上皮缺损，露出红色湿润面。见于湿热浸淫证等。

93. 疮面光白板亮如镜

疮面光白板亮，状如镜面。见于虚陷之证等。

94. 疮面色红

疮面颜色呈红色。见于邪热盛、正气充足。

95. 疮面潮红

疮面潮红。见于虚热证。

96. 疮面如牛肉

疮面形态颜色如牛肉。见于瘀热互结证等。

97. 疮面肉色晦暗

疮面肉色晦暗无光。见于瘀毒内陷证等。

98. 疮面肉色灰白

疮面肉色呈灰白色。见于正虚邪陷等。

99. 疮面收口

疮面脓尽肉脱，疮口收小，内无明显积脓。多为向愈的表现。

100. 疮面新肉生长

疮面新生肉芽组织生长。见于疮疡愈合。

101. 疮面肉芽生长

疮面肉芽组织生长。见于疮疡向愈。

102. 疮面新肉不生

疮面无新肉生长。见于气血两虚等证。

103. 疮面痛觉减退

疮面痛觉减退。见于邪毒深入。

104. 疮面痛觉消失

疮面疼痛觉消失。见于邪毒入里。

105. 疮疡溃后如蜂窝

疮疡溃后状如蜂窝。见于有头疽等。

106. 溃疡底部有珍珠样结节

溃疡底部有隆起状如珍珠。见于岩性溃疡等。

107. 疮臭如鼠尿

疮疡闻之臭如鼠尿气。见于头癣等。

108. 疮疡溃后如蝼蛄窜穴

疮疡溃后如蝼蛄窜穴之状。见于蝼蛄疖、流痰等。

109. 疮口腐肉脱落

疮口有坏死的皮肉逐渐脱落。见于烂疔、有头疽等。

110. 疮内有脓腔

疮疡空腔内有脓液。见于发、无头疽等。

111. 溃疡周围色素沉着

溃疡周围色素增加。见于疮毒内陷。

112. 溃疡周围皮肤湿疹

溃疡周围皮肤有瘙痒感，有分泌物渗出，易复发。见于急性湿疮、脓疱疮等。

113. 溃疡周围肌肤紧张

溃疡周围肌肤呈绷急紧张状。见于热气疮、破伤风等。

114. 溃疡周围皮肤水肿

溃疡周围皮肤水肿，按之凹陷不起。见于接触性皮炎等。

115. 疮疡周围暗红

疮疡周围皮肤颜色呈暗红色。见于邪毒盛、正虚邪恋等证。

116. 疮疡周围紫暗

疮疡周围皮肤颜色呈暗紫色。见于邪毒内陷证等。

117. 疮疡周围乌黑

疮疡周围皮肤颜色乌黑。见于内陷逆证等。

118. 疮疡周围有灰绿色水疱

疮疡周围水疱呈灰绿色。见于疫疔等。

119. 溃疡作痒

溃疡部感觉奇痒，常由脓区不洁，脓液浸渍皮肤护理不当所致，或毒邪渐化，气血渐充助养新肉，将要收口的佳象。

120. 疮面愈后疤痕

溃疡愈合后形成的新生组织。见于较深部痈肿愈合，或烧烫伤愈合后。

121. 疤痕结节

皮肤疤痕增生，隆起如条索状或形状不规则，色暗红略硬。见于气血凝滞证等。

122. 疤痕高突

疤痕表面有较高的隆起斑块。多见于深度烧烫伤愈合后。

123. 疤痕坚硬

疤痕质地较坚硬。见于瘀血痰浊证等。

124. 疤痕凹陷

疤痕表面明显低于四周正常皮面而呈现凹陷畸形。见于深部痈肿愈合后。

125. 疤痕色白

疤痕呈白色。见于气血不足证等。

126. 疤痕色红

疤痕呈红色。见于气血凝滞证等。

127. 疤痕色紫

疤痕呈紫色。见于瘀血证，或陈旧性疤痕等。

128. 疤痕色黑

疤痕呈黑色。见于瘀血证，或陈旧性疤痕等。

129. 疤痕光薄柔软

疤痕为萎缩性的，表皮变薄，光滑柔软。见于气血不足等。

130. 体表有窦道

溃疡形成管道，疮孔处流脓经久淋漓不断，体表与深部组织相通，只有外口。见于湿热下注证、阴虚邪恋证、气血两虚证、肝肾阴虚证，或蝼蛄疖、肛痈等。

131. 体表有瘘管

溃疡形成管道，疮孔处流脓、血、粪、尿，体表与深部组织相通，有内外口。见于湿热下注证、阴虚邪恋证、气血两虚证、肝肾阴虚证，或肛瘘、穿肠瘘等。

132. 窦道/瘘管周围湿疹

溃疡形成的管道，其外口附近皮肤瘙痒、糜烂、流滋、接痂。见于湿热蕴毒证等。

133. 窦道/瘘管周围脓疱

窦道/瘘管外口周围皮肤疱疹累累，疱内有脓液，或溃破后脓液流滋。见于热毒炽盛证等。

134. 窦道/瘘管周围色素沉着

窦道/瘘管时久，其外口周围颜色变深，发暗、黑。见于正虚邪陷、正虚邪恋证等。

十、皮肤体征

1. 皮肤感觉减退

皮肤出现限局性的片状、条索状知觉障碍、感觉逐渐消退。见于痰湿阻滞证、气血两虚证、瘀血阻滞证，或痹、痿、风湿疠气等。又称局部皮肤麻木。

2. 皮肤感觉消失

皮肤感觉丧失，触痛觉均消失。见于痰湿阻滞证、气血两虚证、瘀血阻滞证，或痹、痿、截瘫、硬皮病等。又称肌肤不仁、皮肤搔之不知痛楚。

3. 皮肤感觉过敏

皮肤感觉过于敏感。见于经脉不畅，或轻度烫伤等。

4. 皮肤蚁行感

皮肤瘙痒，如虫行于皮中。见于营卫不和证，或虫痒、疥疮、手足癣等。

5. 皮肤干燥

皮肤失去润泽，干枯不荣。见于津液亏虚证、血瘀证，或痹病、痿病、硬皮病、干燥症、干血劳等。

6. 皮肤皲裂

皮肤表面出现大小不一，深浅不一的裂隙。见于血虚风燥证、血热风燥证、湿毒侵淫证，或手足癣、干燥症等。

7. 皮肤干瘪起皱

皮肤干枯塌陷出现皱纹。见于阴津亏耗、营血亏虚、津伤液脱等证。

8. 皮肤粗糙

皮肤纹理较粗，抚之碍手。见于实证、血瘀证，或痹病、硬皮病、干燥症等。

9. 皮肤油腻

皮脂分泌过多，触之有油腻感。见于肺热证、脾胃湿热证、血热证等。

10. 皮肤潮湿

皮肤或因汗多，而触之有潮湿感。见于湿热证、表虚证，或虚脱、盗汗病、自汗病、痹病等。

11. 皮肤流滋

皮损渗液较多，潮湿。见于湿热浸淫、皮肤火毒、热毒炽盛，或湿疮、癣等。

12. 皮肤潮湿浸淫

皮肤渗液多或汗多，而潮湿，或流滋。见于湿疮、湿疣等。

13. 皮沟加深

皮肤表面皮沟（皮纹）深度加深。见于津亏、营血虚，或牛皮癣、干燥症、硬皮病等。

14. 皮嵴隆起

皮肤纹理之皮嵴隆起，常与皮沟加深并见。见于津亏、营血虚，或牛皮癣、干燥症、硬皮病等。

15. 皮肤萎缩

皮肤较正常变薄，光亮，表面纹理消失或颜色异于正常。见于毒邪浸淫、寒凝血瘀证、气血两虚证、肝肾阴虚证等。

16. 肌肤甲错

皮肤局限性或广泛干燥粗糙明显，触之棘手，形似鱼鳞，甲片交错。见于血虚风燥证、血热风燥证、湿热痹阻证、津亏证、血瘀证等。

17. 皮肤紧张

皮肤触之有绷急紧张感。见于津亏证，或痈肿初起、破伤风等。

18. 皮肤肿胀

皮肤肿起高突、紧张。见于湿热蕴结证、气滞肌表证、寒湿凝滞证、气虚血瘀证、脾肾阳虚证、阳虚水泛证，或痈肿初起等。

19. 皮肤增厚

皮肤表面限局性或广泛变厚，或伴多皱，或毛孔粗大等。见于脾虚血燥证、血虚风燥证、风湿犯表证、气滞血瘀证，或硬皮病、牛皮癣、顽癣、湿疹等。

20. 皮肤变硬

局部或全身皮肤按之坚实发硬。见于气滞血瘀证、营卫失和证，或长期挤压、摩擦，硬皮病等。

21. 皮肤光亮

皮肤发亮有光泽。见于水饮停聚证、热毒壅盛证，或水胀（水肿病）、痈肿将成脓、湿疹日久等。

22. 皮肤濡软

局部或全身皮肤柔软。见于虚证，或痿病等。

23. 皮肤溃烂

由于皮肤表皮破损而露出湿烂面。见于肌肤湿毒证、湿盛，或疮疡、湿疹、水疱、脓疱、大疱等破后，或表皮损伤等。

24. 皮肤苔藓

皮肤出现苔藓样结节或斑块。见于头癣、白癞、乌癞、痈疡溃后等。

25. 皮肤擦破

为局部性皮肤损伤，一般由外伤所致。见于皮外伤。

26. 皮肤抓痕

皮肤由于搔抓而出现痕迹。见于风盛、血热证等。

27. 皮肤血痕

皮肤由于搔抓而出现红色痕迹。见于血热动风证，或皮肤损伤出血等。

28. 皮肤裂开

为皮面线形裂口，深浅长短不一，深达真皮时常伴有疼痛及渗血。见于外伤。

29. 皮肤色素沉着

局部皮肤出现一片或大或小的褐黑色斑。见于肝肾阴虚证、气滞血瘀证，或疮疡愈合后等。

30. 皮肤色素减退

局部皮肤出现颜色变淡。见于气血不和、气血两虚证，或白癜风、银屑病等。

31. 皮肤色黑

皮肤呈黑色。见于肾阳虚衰证等。

32. 皮肤棕色

肤色呈棕色。局部棕色见于疮疡等皮损，广泛于暴露处多为日晒所致。

33. 皮肤色紫

肤色呈紫色。见于热郁血瘀证等。

34. 皮肤发白

肤色较正常人白或出现大小形状不一的白斑。见于血虚证、厥证、血脱证、脾肾阳虚证、血虚风燥证，或白驳风（白癜风）、石水、皮水、肾水、正水、血癌等。

35. 皮肤白化

皮肤缺乏色素而变白，多为大范围变白。见于先天皮肤白化病、白癜风等。

36. 皮肤苍白

全身皮肤较正常人白而略带青色。见于脾虚湿蕴证、血虚证、厥证、血脱证、脾肾阳虚证等。

37. 皮肤㿠白

肤色较正常人白而无光泽。见于阳虚证、脱证等。

38. 皮肤色黄

肤色较正常人黄。见于脾胃气虚证、气血两虚证、湿毒侵蚀，或虫积、肝瘟、黄疸、蚕豆病等。

39. 皮肤萎黄

肤色较正常人黄而无华。见于虚劳、失血、劳倦过度、饮食不节、久病失治等。

40. 皮肤暗黄

肤色黄而晦暗如烟熏色。见于阴黄、寒湿阻滞证等。

41. 皮肤色黄如橘

肤色黄而鲜明如橘皮。见于阳黄、湿热内蕴证等。

42. 肤色潮红

肤色微红或仅两颧局部发红，多伴有低热。见于阴虚阳亢、虚火上炎证，或虚痨等。

43. 肤色丹红

皮肤之色如涂丹，或伴热如火灼。见于湿热化火证，或丹毒、流火、赤游丹等。

44. 皮肤色赤按之褪色

肤色红赤，按之褪色。见于气分热证、血热证等。

45. 皮肤色赤按之不褪色

肤色红赤，按之不褪色。见于血瘀证等。

46. 皮肤见白色细纹

皮肤出现白色细小纹理。见于手、足癣等。

47. 皮肤见黑色细纹

皮肤出现黑色细小纹理。见于瘀血阻络证等。

48. 皮肤生斑

皮肤出现红、紫、淤青或黑色等斑块，或斑纹，一般不高出皮肤。见于血瘀证、血热证、营血分证，或丹毒、蝶斑疮等。

49. 皮下瘀斑

皮肤上出现色深红或青紫的，点大成片，抚之不碍手，压之不褪色的斑块。见于血瘀证、血分热证等，或损伤导致。

50. 皮肤红斑

局部（面部或四肢关节处）、大部皮肤出现椭圆形、圆形或不规则型的红色改变，平摊于皮肤表面，抚之不碍手，或边缘稍碍手。见于血热证、血瘀证、风热证、湿热证，或丹毒、流火、蝶斑疮等。

51. 皮肤斑点

皮肤表面出现浅褐或深褐色针尖至钱币大小的斑片，散在或聚集分布。见于血热妄行、脾不统血证等。

52. 红斑对称分布

皮肤出现对称分布的红色斑块。见于风邪犯表证、阴虚火旺证，或黄褐斑、盘状蝶斑疮、湿毒发斑、暑热疮等。

53. 红斑中心萎缩

红斑中心凹陷萎缩。见于风热伤营证，或盘状蝶斑疮等。

54. 皮肤花斑

皮肤颜色不均匀，黄、白、青或紫等斑纹兼见。见于皮肤病愈合后，或色素沉着（如产后腹部色素沉着）等。

55. 皮肤白斑

皮肤出现小块、成片白斑，或大或小，或多或少，边界清楚，平滑无屑。见于气血失和、气滞证、血虚证，或白癜风等。

56. 皮肤紫斑

皮肤出现紫色斑块。见于血瘀证、血分热证、热毒炽盛证，或冻疮、紫癜等。

57. 皮肤黄褐斑

皮肤出现黄褐色斑块，斑色深浅不一。见于血瘀证、脾虚湿热证、气血两虚证、阳虚证，或青春期等。又称雀斑。

58. 斑色玫瑰红

皮肤出现玫瑰色斑块。见于风热证、血热证、湿热证，或红斑病、酒渣鼻、痤疮、皮肤过敏等。

59. 斑色鲜红

皮肤斑块色鲜红。见于毒热入营、火毒、气血两燔证，或风毒肿、药毒等。

60. 斑色丹红

皮肤斑块色丹红，或大片，或局限，或发展迅速，焮热灼手。见于丹毒、流火等。

61. 斑色紫红

皮肤斑块色紫红，或大或小，或伴痒痛。见于气滞血瘀证、脾经湿热证、外感寒邪证，或寒疮、瓜藤缠、冻疮等。

62. 斑色晦暗

皮肤斑块色暗淡，或晦暗无光泽。见于气滞血瘀证、气血两虚证、脾肾阳虚证等。

63. 皮肤红点

皮肤（皮下）出现红色斑点。见于血热证、血瘀证，或过敏性皮炎、脂溢性皮炎、接触性皮炎、湿疹、丹毒等。

64. 皮肤瘀点

皮肤（皮下）出现紫色瘀斑点。见于血瘀证、血分热证等。

65. 皮肤黑点

皮肤（皮下）出现黑色斑点。见于热毒炽盛证、肾阴虚证，或黑变病等。

66. 皮肤白点

皮肤（皮下）出现白色斑点。见于气滞证、气血失和证，或白癜风等。

67. 皮肤丝状红缕

在前臂或小腿内侧出现一条纵行红线，向肢体近端蔓延走窜。见于热毒郁滞、热毒炽盛、毒入血分证，或疔疮走红、红丝疔、血丝疔、红线疔等。

68. 蜘蛛痔

皮肤小动脉末端扩张形成的血管痣，中央为红色小痣，有许多扩张的毛细血管自中央向四周放射，状如蜘蛛。见于气滞血瘀证、水瘀互结证、湿热蕴结证，或肝瘟病、鼓胀等。

69. 珠砂掌

两手掌大小鱼际处，肤色红赤，压之褪色，皮肤变薄。见于肝肾阴虚证、瘀血痹阻证，或肝瘟病、鼓胀、肝癌等。

70. 皮肤起疹

皮肤出现红、白、紫、淤青或黑色等细小疹点，或融合成片，或破溃流水，或瘙痒，高出皮肤，扪之碍手。见于血热证、营血分证、湿热证、脾虚湿蕴证，或麻疹、湿疹、痒疹、玫瑰疹等。

71. 皮肤丘疹

皮肤出现大小在0.5厘米以下的皮疹，高出皮表，或多个融合，高低不平。见于肺经风热证、血热证、脾胃湿热证、肝脾湿热证、脾虚湿热证，或银屑病、扁平苔藓、黄色瘤、湿疹等。

72. 皮疹瘙痒

皮疹瘙痒感，欲搔抓，或抓破留血痕，或流滋。见于湿热证、风湿化热证、血虚风燥证、风寒化热证、风邪犯表证，或湿疹、皮肤瘙痒症等。

73. 皮疹搔破出血

皮疹瘙痒剧烈，用手抓至皮破血流仍有痒感，或搔抓小疹点即出血。见于疥疮、结节性痒疹、皮肤癌等。

74. 皮疹搔之不知痛痒

皮疹搔之无明显感觉，皮表麻木，或疹出皮色不变。见于血虚证、牛皮癣等。

75. 皮疹细小

皮肤疹出分散，疹粒小，仅轻微高凸出皮表。见于胃肠积热证等。

76. 皮疹融合成团块

皮肤出疹较集中，疹粒大，相互融合成团块。见于瘾疹（荨麻疹）、药疹、风疹等。

77. 皮疹稠密

皮肤疹出成片，疹粒多而密集。见于风热表证、风寒表证、血热证等。

78. 皮疹稀疏

皮肤疹出分散，疹粒较少。见于血热郁肤证等。

79. 皮疹浸淫成片

皮疹密集，融合成片，甚则似有分泌物。见于风热表证、风寒表证、血热证、血瘀证、胃肠积热证、气血两虚证，或风疹等。

80. 皮疹糜烂

皮疹因搔抓或摩擦后，破溃而渗出脂液形成的皮肤湿烂。见于脾虚湿困证、阴虚湿热、湿毒浸淫证等。

81. 皮疹色红

皮疹呈红色，与正常皮面界限清楚。见于湿热证、风热证、血热证、热毒内郁证、脾经湿热证，或风疹、湿毒疹、湿疹、痱子、痤疮等。

82. 皮疹暗红

皮疹呈暗红色。见于血瘀证等。

83. 皮疹淡红

皮疹呈淡红色。见于风热表证等。

84. 皮疹不红

皮疹色淡或接近正常肤色。见于气血两虚证，或湿疹等。

85. 皮疹紫红

皮疹呈紫红色。见于热盛、瘀热互结证，或扁平苔藓等。

86. 皮疹色褐

皮疹呈褐色。见于风湿蕴肤证，或摄领疮等。

87. 皮疹色白

皮疹呈白色。见于风寒表证、血虚风燥证，或湿疹等。

88. 皮疹如刺

皮疹粒小，但扪之如刺。见于毒热浸淫、痰热阴虚、风湿犯表、湿热痹阻证、血热证、肺胃热盛证，或粟疹等。

89. 皮疹顶端脓疱

皮疹顶端长出脓疱。见于毒热浸淫证等。

90. 皮疹中央凹陷

皮疹中央部低于皮肤表面。见于湿毒夹瘀、正虚邪恋等证，或多形性红斑、盘状红斑狼疮。

91. 皮疹挤出白汁

用手挤压皮疹可压出乳白色液体。见于肺胃热盛证，或痤疮等。

92. 皮疹脱屑

皮疹脱落皮肤残片。见于湿毒、瘀毒、湿热化燥证，或癣、回游风等。

93. 皮疹不脱屑

皮疹无皮肤残片脱落。见于痰湿证、血瘀证，或湿疹、风疹等。

94. 皮疹结黄痂

皮疹渗出水后形成痂（皮肤表面坏死的上皮细胞及微生物等凝结而成的片状物），色黄白。见于湿热证，或湿毒疮等。

95. 皮疹结脓痂

皮疹渗出脓液后形成痂，色暗。见于热毒炽盛证，或黄水疮、脓窝疮等。

96. 皮疹结干痂

皮疹溃破形成干枯的疤痕，内无脓液。见于气血两虚、正气亏虚等。

97. 皮疹结血痂

皮疹破损形成血性痂。见于血热证，或血风疮等。

98. 皮疹结厚痂

皮疹溃破后形成疤痕较厚。见于血瘀证、痰瘀互结证等。

99. 皮疹结滋痂

皮疹溃破形成的液性痂皮，有渗液、湿润。见于湿热证、湿毒证、湿毒夹瘀证等。

100. 皮疹痂下长颗粒肉芽

皮疹溃破结痂后，痂下生长新生的肉芽组织等。为痂下愈合之佳兆。

101. 皮肤水疱

皮肤起或大或小，或成对、融合，或分散的水泡。见于水痘、蛇窜疮、湿疹、脚气、皮肤烫伤、摩擦伤等。又称水泡。

102. 水疱混浊

水疱内含混浊液体。见于湿热证、热毒炽盛证、火毒证、湿毒证等。

103. 水疱饱满

水疱泡腔内充满液体，饱涨。见于湿热内蕴证、水痘顺证等。

104. 水疱晶亮

水疱皮薄，饱满光亮。见于风湿犯表证、湿热内蕴证、水痘顺证等。

105. 水疱澄清

水疱内含澄清液体。见于湿盛证、水痘顺证等。

106. 水疱枯瘪

水疱泡腔内液体干枯而致皮疹表面塌陷，干瘪。见于脾虚湿泛证、热毒内陷证、阴虚津亏证等。

107. 水疱周围红晕

水疱周围出现红晕。见于热毒炽盛证、火毒证等。

108. 水疱中央凹陷

水疱中央凹陷如脐窝。见于脾虚湿蕴证、湿热证，或水痘等。

109. 水疱大小相似

水疱形状大小相似。见于蛇窜疮、水痘（多成对）等。

110. 水疱大小不一

水疱形状大小不一。见于湿热内蕴证，或皮肤烫伤、湿疹等。

111. 水疱壁薄

水疱壁薄易破。见于脾虚湿蕴证等。

112. 水疱壁厚

水疱壁厚不易破。见于脾阳亏虚证等。

113. 水疱色白

水疱呈白色。见于寒湿证、湿热证等。

114. 皮肤脓疱

皮肤出现含有黄色、浑浊脓液的水疱。见于脾虚湿热证、风火热毒证，或脓疱疮等。

115. 皮肤血疱

皮肤出现含有红色、暗红、暗黑血液的疱疹。见于热入血分、血热妄行、脾不统血证，或烫伤、烧伤、摩擦伤等。

116. 皮肤风团

皮肤起疹面积较大，或融合成片，且时隐时现，此起彼伏。见于瘾疹（荨麻疹）、药疹等。

117. 风团时隐时现

皮肤出现一时性局限性隆起之团块，时起时消，消退后不留任何痕迹。见于风邪外袭证、营卫失和证、卫表不固证、冲任不调证、热盛生风证、内中药毒证等。

118. 风团色红

皮肤出现一时性局限性隆起之团块，呈淡红或鲜红色，常突然发生，迅速消退。见于风热袭表证等。

119. 风团色白

风团较正常肤色偏淡，呈白色。见于风寒袭表证、阳虚证等。

120. 风团色如云彩

风团颜色不均，时红时白。见于血虚风燥证、内中药毒证等。

121. 风团堆垒成片

风团发作来势凶猛，层叠堆积聚集成片状。见于血虚风燥证、阳虚证等。

122. 风团瘙痒

皮肤斑丘疹堆累成片，骤然发生，迅速消退，不留痕迹，或瘙痒难耐，或痒痛，或红，或皮色不变。见于风热蕴肤证、胃肠积热证、气阳两虚证等。

123. 皮肤鳞屑

皮肤有易脱落的角质层，或粉状，或糠秕状、鱼鳞状、云母状，或大片形。见于血虚风燥证、热盛生风证、风邪袭表证、湿热证，或白屑风、剥脱性皮炎，单纯糠疹、银屑病等。

124. 鳞屑易脱落

皮肤鳞屑容易脱落。见于血虚风燥证、热盛风燥证，或干性鳞屑、剥脱性皮炎等。

125. 鳞屑不易脱落

皮肤鳞屑不容易脱落。见于湿热证，或油性鳞屑、脂溢性皮炎等。

126. 鳞屑如糠秕

皮肤鳞屑小如糠秕状。见于风邪蕴表证，或单纯糠疹、毛发红糠疹、头部干性及脂溢性皮炎等。

127. 鳞屑厚

皮肤鳞屑为多层厚积，状如云母。见于血热生风证，或银屑病等。

128. 鳞屑薄

皮肤鳞屑小而薄。见于风湿浸淫证，或湿疹末期等。

129. 鳞屑色白

皮肤鳞屑颜色呈白色。见于血虚生风证、血热生风证等。

130. 鳞屑色灰黑

皮肤鳞屑颜色呈灰色，或黑色。见于瘀热证、湿热蕴毒证、血虚生风证、血热生风证等。

131. 鳞屑色黄

皮肤鳞屑颜色呈黄色。见于湿郁肌肤证等。

132. 鳞屑下毛囊孔增多

皮肤鳞屑下毛囊孔增多、增大。见于盘状红斑等。

133. 头皮脱屑

头皮上有脱落的皮肤残片。见于风热化燥、湿热生风、血热化燥、毒邪浸淫等证。又称头皮屑。

134. 手掌脱屑

手掌皮肤脱屑，或仅局限于手指，或及掌部。见于风湿蕴肤证、血虚风燥证、虫毒侵袭证，或手癣等，正常人气候变干燥时偶也会见。

135. 足部脱屑

足皮肤脱屑，或仅局限于足底，或及足背部。见于风湿蕴肤证、血虚风燥证、虫毒侵袭证，或足癣等。

136. 创口肉芽生长

创伤部位在修复愈合过程中，长出肉芽组织。见于各种创伤、痈疡愈合中等。

137. 肉芽色淡

肉芽组织颜色呈淡红色。见于气血两虚证。

138. 肉芽红活

肉芽红润鲜活。见于正气充足创口修复正常。

139. 肉芽晦暗

肉芽颜色暗淡无光。见于毒邪未尽、正虚邪恋等。

140. 肉芽发痒

肉芽有瘙痒感。若痒不甚，为愈合佳兆；痒甚，愈合缓慢则为湿毒证等。

141. 肉芽烧灼感

肉芽有烧灼感。见于热毒未清。

142. 皮肤结节

皮肤出现或大或小，界限清楚的皮肤及皮下组织损害或修复组织，或陷没于皮下，或高出于皮表。见于痰湿凝结证、寒湿下注证、瘀血阻滞证，或瓜藤缠、硬红斑、皮下痰核、皮肤猪囊虫病等。

143. 皮下结节柔软

皮下结节触之柔软。见于痰火郁结证等。

144. 皮下结节坚硬

皮下结节触之坚硬。见于痰火郁结证、痰血凝聚证、痰湿流注证等。

145. 皮肤结节色红

皮肤结节呈红色。见于气滞血瘀证、痰气浸淫、寒湿阻络证，或瓜藤缠等。

146. 皮肤结节暗红

皮肤结节呈暗红、紫红色。见于瘀血阻滞证、热郁血瘀证等。

147. 皮肤结节色黑

皮肤结节呈灰黑色。见于阴毒、血瘀证，或恶核等。

148. 皮肤结节色褐

皮肤结节呈褐色。见于疫气浸淫证、痰湿流注证等。

149. 皮肤烧/烫伤创面

因为接触热源等，导致皮肤出现发红、起水泡等皮损。见于皮肤烧伤、烫伤等。

150. 烧伤创面基底红活

烧伤创面基底部呈均匀红色，创面新鲜。见于火热伤阴证、火毒炽盛证、火毒内陷证等。

151. 烧伤创口/面基底晦暗

烧伤创口/面基底晦暗。见于Ⅱ度烧伤等。

152. 烧伤创口/面基底色白

烧伤创口/面基底色白。见于火热伤阴证，或深Ⅱ度烧伤等。

153. 烧伤创口/面基底潮湿

烧伤创口/面基底潮湿。见于火毒炽盛证，或浅Ⅱ度烧伤等。

154. 烧伤结焦痂

烧伤创面皮肤坏死，蛋白凝固，形成焦痂。见于火毒内陷证，或Ⅲ度烧伤等。

155. 烧伤结干痂

烧伤创面结痂干枯。见于气阴两虚证、津气亏耗证等。

156. 烧伤结湿痂

烧伤创面结痂湿润。见于湿热内蕴证、火毒夹湿证等。

157. 烧/烫伤起泡

皮肤烧/烫伤，创面起水泡、血泡。见于皮肤烧伤、烫伤等，多为浅度烧烫伤。

158. 烧/烫伤脱皮

皮肤烧/烫伤部有皮肤脱落。一般见于Ⅱ度以上烧烫伤。

159. 烧/烫伤皮肤色赤

烫伤部皮肤呈深红色，或红肿，感觉过敏。见于火热证、火毒证等，多为浅度烧/烫伤。

160. 皮肤有损伤创口

皮肤与较尖、锐利物品接触，而损伤形成的创口。见于外伤、开放性损伤。

161. 创口出血

创口有血液流出。见于创伤开放，有血管损伤。

162. 创口干瘪

创口干枯，表面塌陷干瘪。见于热毒、湿毒证，或创口感染、破伤风等。

163. 创口血肿

创口面肿胀突起内有血液瘀积。见于血瘀证，或创口内出血等。

164. 创口整齐

创口面整齐。见于利器伤。

165. 创口不整齐

创口面不整齐。见于裂伤。

166. 咬伤牙痕

身体某部位出现咬伤牙痕，牙痕与咬伤动物牙齿形状吻合。多为动物咬伤。

167. 体毛干枯

体毛干燥枯萎。见于血虚证、肾虚证等。

168. 体毛脱落

眉毛、腋毛、阴毛等全身毛发部分或全部脱落。见于血虚证、肾虚证，或普秃等。

169. 体毛结穗

体毛相互缠绕，结成穗状。见于脾虚证、精血不足证、阴虚湿热证，或疮疡愈合等。

170. 体毛色白

体毛变白色。见于肝肾亏虚、气血两虚证等，或白化病。

十一、肿瘤、臀核体征

1. 体表生肿瘤

体表长出或大或小、或柔软或坚硬的肿瘤。见于气滞证、血瘀证、痰凝肌肤证等。

2. 肿瘤浮浅

肿瘤位于体表，手能触摸得到肿瘤的大小、形状、质地软硬等。见于皮脂腺瘤、脂肪瘤、体表纤维瘤及血管瘤等。

3. 肿瘤根深

肿瘤位置较深，一般手难触摸得到肿瘤的形状。见于深部肿瘤。

4. 肿块对称发生

肿块呈对称性出现。见于结节性甲状腺肿等。

5. 肿瘤头大蒂小

肿瘤头大蒂小。见于鸡冠蚬肉等。

6. 肿瘤悬垂

肿瘤突出于皮表呈悬垂状。见于巨大瘿瘤等。

7. 肿块如复碗

肿块肿大如覆碗。见于肝癌等内脏肿瘤。

8. 肿块如堆粟

肿块如堆粟、肿块多，如堆粟。见于直肠癌局部。

9. 数个肿块连成一片

数个肿块连成一片。见于淋巴肿瘤等。

10. 肿块如疙瘩叠起

肿块表面按之如疙瘩叠起。见于淋巴瘤等。

11. 肿块紧贴于骨

肿块紧贴于骨骼。见于寒凝血瘀证，或骨瘤等。

12. 肿块扪之呈分叶状

肿块扪之呈分叶状。见于痰湿流注证，或肉瘤等。

13. 肿块边界清楚

肿块边界清楚，呈限局性分布。见于痰核留结证，或良性肿瘤、脂瘤等。

14. 肿块边界不清

肿块边界不清，呈弥漫性分布。见于痰湿流注证，或恶性肿瘤、肉瘤等。

15. 肿块推之可移动

肿块与正常组织粘连不多，推之可移动。见于痰湿流注证、痰核留结证，或良性肿瘤、肉瘤、脂瘤等。

16. 肿块推之不动

肿块与正常组织粘连较多，推之不移动。见于痰浊凝滞证、寒凝血瘀证，或恶性肿瘤、骨瘤等。

17. 肿块柔软

肿块按之柔软，或有弹性，或软如绵。见于痰湿凝滞证、热蕴络瘀证、痰核留结证、饮邪内聚证，或良性肿瘤、脂瘤、气瘤、血瘤、肉瘤等。

18. 肿块有弹性

肿块按之有弹性，放手后即回复。见于痰湿流注证、痰气郁结证、热蕴络瘀证，或良性肿瘤、血瘤、气瘤等。

19. 肿块绵软

肿块按之绵如软。见于痰湿流注证、寒湿阻滞证、痰瘀互结证、痰气郁结证、痰湿流注证，或良性肿瘤、囊肿、血瘤等。

20. 肿块坚实

肿块按之坚硬充实。见于寒凝血瘀证、痰瘀互结证，或恶性肿瘤、胶瘤、骨瘤等。

21. 肿块石硬

肿块按之如石块般坚硬。见于寒凝血瘀证，或骨瘤、乳癌、皮癌等。

22. 肿瘤表面与皮肤粘连

肿瘤表面与皮肤粘连。见于痰核留注证，或发瘤、脂瘤等。

23. 肿块表面光滑

肿块表面触之光滑。见于热蕴络瘀证、痰湿流注证、痰核留结证、痰瘀互结证，或良性肿瘤、血瘤、肉瘤、胶瘤等。

24. 肿块表面高低不平

肿块表面高低不平。见于热蕴络瘀证、寒凝血瘀证，或恶性肿瘤、血瘤、骨瘤等。

25. 瘤体表面血络丛集

瘤体表面血络丛集。见于热蕴络瘀证，或血瘤等。

26. 瘤体表面血络暗红

瘤体表面血络暗红。见于热蕴络瘀证，或血瘤等。

27. 瘤体表面血络紫蓝

瘤体表面血络紫蓝。见于热蕴络瘀证，或血瘤等。

28. 瘤体表面青筋垒垒

瘤体表面青筋垒垒。见于瘀血久留，或血瘤等。

29. 瘤体青筋盘曲成团块

肿瘤表面青筋盘曲突起成团块。见于血瘀风燥证、热蕴络瘀证、寒滞经脉证，或筋瘤等。

30. 瘤体青筋盘曲如蚯蚓

瘤体青筋盘曲如蚯蚓。见于血瘀风燥证、热蕴络瘀证、寒滞经脉证，或筋瘤等。

31. 颈部瘤体青筋显露

颈部瘤体青筋怒张明显。见于寒凝血瘀证，或瘿瘤等。

32. 瘤体溃破

瘤体出现溃破。见于恶性肿瘤溃疡形成。

33. 瘤破脂浆溢出

瘤体破溃后有脂浆溢出。见于乳导管癌等。

34. 瘤溃臭秽

瘤体破溃后有脂浆溢出。见于乳癌、宫颈癌等恶性肿瘤破溃后。

35. 瘤顶有针头大小黑色凹陷

瘤顶有针头大小黑色凹陷。见于皮肤癌等。

36. 瘤中挤出有臭味的脂浆

瘤中挤出有臭味的脂浆。见于乳癌等。

37. 瘤破流黄浊液体

瘤破流黄浊液体。见于热毒炽盛证，或肿瘤感染等。

38. 瘤体红烂无皮

瘤体呈红色湿润糜烂面。见于血热证、湿毒证等。

39. 瘤体疮口出血如喷射状

瘤体疮口出血如喷射状。见于乳癌等。

40. 瘤体透骨穿腮

肿瘤恶化蔓延之势，呈透骨穿腮状。见于颌面恶性肿瘤等。

41. 臖核肿大

体表出现臖核（淋巴结）异常增大或成肿块。见于风热痰毒证、肝郁痰火证、湿热壅结证、气滞痰凝证、阴虚火旺证、痰毒凝结证、气血两虚证，或瘰疬、恶核、鼠疫等。

42. 结核累累

结核累累如串珠。见于肺肾阴虚证、外感风火时毒，或瘰疬等。

43. 结核如豆

结核小如豆状。见于风火热毒证，或内脏肿瘤等。

44. 臖结成块

数个臖核互相粘连成块、成团。见于风热痰毒证、阴虚火旺证，或瘰疬等。

45. 臖核结块按之坚实

臖核结块，按之坚实。见于气郁痰凝证、痰湿瘀滞证、瘀血阻滞证，或石瘿等。

46. 臖核结块石硬

臖核结块，如石头般坚硬。见于气郁痰凝证、痰湿瘀滞证、瘀血阻滞证，或石瘿等。

47. 臖核结块推之可移

臖核结块推之可移动。见于痰气郁结证、痰瘀互结证、气郁痰凝证，或早期岩性臖核、气瘿、肉瘿等。

48. 臖核结块推之不移

臖核结块与基底部粘连，推之不移。见于肝经火旺证、心肝阴虚证、心肾阴虚证、肝肾阴虚证、阳亢证，或恶核、石瘿、瘿气等。

49. 体表臖核触之活动度高

体表臖核触之活动程度大。见于气瘿等病。

50. 体表臖核触之活动度不高

体表臖核触之活动程度小。见于石瘿、恶核等病。

拼音索引

A

B

C

D

E

F

G

H

K

N

O

P

Q

R

S

T

W

Y

Z

笔画索引

二画

三画

四　画

五　画

六 画

七　画

八 画

九 画

十 画

十一画

十二画

十 三 画

十四画

十五画

十六画

十七画

十八画

十 九 画

二 十 画

二十三画